拥抱忧伤

史蒂芬·拉维 著

徐慎恕 元绪文化编辑部 译

贵州出版集团公司

贵州人民出版社

反而执着于自我，与浩瀚的大我愈离愈远。而且还独尊理性思考，将知觉、感觉和直觉抛诸"脑"后。

在二元对立的世界中，身体和头脑(意念)对立，生命和死亡、内在和外在、主体和客体、心灵和理性……每个生命彼此否定，互相伤害，制造冲突。在哲学的范畴中，消弭对立的方法不是否定一方，便是将一方归属于另一方之下，我们相信东就是东，西就是西，两者永不相会。于是上帝和魔鬼、美丽与丑陋、善与恶、对和错、爱和恨、男人和女人、自我和他人、日和夜互相排斥永不共存，并且认定只有除去相对中不好或不要的一方，生活才会美满快乐。我们幻想天堂是美好、健康、舒适、快乐和生机盎然的，地狱是罪恶、痛苦、折磨、烦恼和疾病的。越渴望快乐就越害怕痛苦，越想变好越怕邪恶，越要成功越怕失败，越贪恋生命越害怕死亡。总之，我们越珍惜的东西越被害怕失去的阴影所缠绕，而打不败的阴影更增加了我们的焦虑和紧张，这不正是我们的哀伤吗？

更糟糕的是，我们被教导要否认我们的哀伤，假装它们不存在，害怕不存在，欲望不存在，不满意自己也不存在，唯有理性的思考，意志力的实践是唯一的"价值"。更矛盾的是我们竟被教导要仁慈地对待他人的不幸。荣格在"寻找灵魂的现代人"一文中描述基督徒的矛盾，他说："因基督之名喂养饥饿的人，宽恕侮辱我的人，爱伤害我的人，这些都是美德……但是如果我发现那个最卑微、最穷困的乞丐，最粗鲁的莽汉，最可恨的仇人就是我自己，我自己最需要我的仁慈和怜悯，我自己才是最渴望被爱的仇人，我该怎么办？可惜基督徒的一贯作风却适得其反，我们对自

　　美国首屈一指的心理学家威廉·詹姆斯
(William James)不断强调,我们平常所认识的自
我意识只不过是意识的一个小环而已,在它四周
环绕着浩瀚无际、玄秘难测的意识海洋,人的自
我意识若能超越身、心、意的狭窄范围,就可以容
括整个宇宙,与万物一体认同,如此无生、无死、
不灭、不坏的永恒存在才是人的真实体。荣格也
说人是由身体的知觉 (sensing)、心的感觉(feel-
ing)、理性的思考(thinking)和直觉(intuiting)结
合而成,唯有四者合而为一,人才有整全的实存
感。可惜,人不但很少能超越自我意识回归宇宙,

1

我内在的历史丝毫没有怜惜之心,常愤怒地诅咒他,要他滚到一边去,要不然便把他隐藏起来,根本否认他的存在……"

在分裂、对立和否认的状况中,放下我执、牺牲小我完成大我,以便拥抱生命和死亡的理念,会不会只是一种虚幻式的自慰口号?孜孜不倦向外求取生命的意义和价值,是否与真实的本性越行越远?

"我是谁?生命是什么?"

世界的灾祸,社会的不安,个人的遭遇,至爱的分离,孤独的感觉,身体的病痛……在在不都是我们的哀伤吗?要如何才能解脱这一切,了悟无常和空性,放下执着,整全合一地回归宇宙,意识清醒地面对死亡,不正是我们这一生唯一的功课吗?

为了做这个功课,我和大多数的现代人一样,向宗教与哲学寻求答案。问题是道理我都懂,也想得通,更说得头头是道,不过要如何放下贪、痴、慢、疑,要如何活在当下,这可实在不是一件容易的事。

静坐冥想带给我很大的挫败感,止不住脑中万念纷杂,身体各处痛苦难熬,有时还涕泗纵横,身体抖动,担心走火入魔。

幸好从 1989 年 7 月开始,我走入天主教华明心理辅导中心跟随王天兴老师由"同理心"的操持开始,跟着郑玉英、王行、吕旭亚、Maria Gomori 和任兆讳修女、林美智老师等接触家庭重塑,完型治疗和芝加哥简德林博士(Dr.Gendlin)所创的"直观法"(Focusing,又叫做"证心法")等等各种治疗与冥想的课程。数年来,不论是哪一位老师都教我们由"呼吸"、"放松"和"专注"开始,直接进入身体引发注意的部位,观察身体,觉知传递的信息。许许多多意识中早已忘怀的陈年往事,包括婴儿时的记忆,逐渐被挖掘,深藏已久的哀伤情绪止不住自然地涌现,现在才明白,早先禅坐时担心会引起走火入魔的眼泪鼻涕和身体抖动是身体发出来的宝贵信号。不费力气，什么事也不做地看着它们，有时几分钟，有时长达数月，一种慈悲的认知之光会轻柔地驱散笼罩在疼痛部位附近的乌云，舒畅的感觉会在积贮的情绪被观照之后获得，疼痛也就不药而愈。

同时我又跟着来自世界各地的老师们从事深度呼吸及身体探索的工作，其中包括了本书作者史蒂芬的同修，住在印尼仑尼岛的 Benj Longdon，也远赴印度普那(Puna)灵修中心接受静心练习及深度治疗。总是仔细聆听"内在小而镇定的声音"，自己总有很深的感动和深深的悔悟。

所有这一切都在教导我放慢脚步，放下理智的制约，在一呼一吸之间与当下出现的"生命"在一起。我曾经自行专注在"不耐烦"的情绪上，引来全方位呼吸法创始人 Grof 博士的陪伴，重新经历自母体诞生的全部挣扎过程。我也曾在佩霞和王天兴的陪伴下，分别允许"束缚感"和"孤独感"在当下如实地存在，解决了今生和母亲及儿子间的一些纠葛。

所有的奇迹和奥妙都在"呼吸"、"放松"和"专注"之间发生，科学无法证明它们，理性的头脑也很难了解它们。生命绝对不是我们所想的随着身体的死亡而消逝，在一呼一吸之间"生命"存在着，死亡也一点都不可怕。

所以，当史蒂芬·拉维这本《拥抱忧伤》交到我手中时，我真是惊呆了，我十年的"修行"体验全被写到这本书中。帮助更大的是跟随老师操演各种愈合的导引性冥想练习，竟然还未真正接触过善待自己及他人的慈爱冥想 (Loving Kindness Meditation) 和拥抱死亡的冥想练习。对我个人来说，这本书补足了我的欠缺。对于善用理性思考的读者，他提供了聆听身体的智慧和信息的技巧,提醒我们不要陷在知识的障碍中。对于已经操持灵修炼习的读者,他提醒要做自己的主人,聆听自己内在小而镇定的声音,不要盲从权威,不要比较,不要着急,不要"求"悟。他鼓励我们走下冥想坐垫或工作坊,在日常生活中,慈悲地对待自己和他人。他的文字没有训诫或教条,只有分享。借着这本书,他在分享自己的心得。这不是一本理解的书,不是一本"读"的书,我建议读者,做吧!去体验吧!去呼吸吧!在一呼一吸之间生命就在那里,头脑在这里无用,只有心存在。

总之,套一句史蒂芬的语言:"Take it easy!(淡然处之)"超越对错的对立,超越理智上认知的精确与否,"做"和"体验"才是唯一的真实。

前　言

Preface

　　当出版社建议翁瑞雅和我将过去二十余年发表的有关认知疗法中最广泛被应用的导引性冥想的内容及技巧集结成书以馈读者时，我们都觉得这是一个好主意。于是马上将原本进行中的有关人际关系与认知之道的手稿放在一边，着手从事这本我们"以为"比较简单的工作。但由于我们所从事的临终关怀工作在最近几年快速发展，许多新的导引性冥想也不断被开发出来，而早期的材料又有些过时了，因此这本书写起来比原计划更广泛和深入。新素材不断出现，早期的技巧在原有的基础上，通过在工作坊个别咨询及个人修持，精华不断地被提取出来，例如打开子宫之心冥想(The Opening of the Heart of the Womb Meditation)原本只是个单一的练习，但后来"成熟"到成为三个互相调和并且是渐进式的课程。而新技巧如慈爱 (Loving Kindness)、正念(Mindfulness)、软腹(Soft Belly)、疼痛(Pain)、愈合(Healing)、进食(Eating)、抗拒(Resistance)和死亡冥想(Dying)等都是头一次出现在书本上。结果,这些新发展的技巧就成了本书的主要内容。这也正是翁瑞雅与我的心愿,将这么多年来在教授冥想、伤害治疗和临终陪护的工作中的心得毫不保留地介绍给世人,成为认知治疗的工具书。因此已经读过或熟悉我们前面几本书——《逐渐觉醒》(*A Gradual Awakening*)、《生死之歌》(*Who Dies?*)、《相遇在边缘》(*Meetings at the Edge*)、《生死痊愈》(*Healing into Life and Death*)——的朋友会觉得对有些冥想技巧和理念相当熟悉,但又比原来的要丰富得多。我们希望这本书成为"心灵疗养"中顶级、最精致的工具书,也将它们提供出来作为"开始自我愈合"的实验。

目 录

Contents

目 录

Contents

导　论

Introduction

　　最近有许多出色的心理学及身心治疗的方法出现,但没有哪个方法可以像冥想练习一样将人导入最深的真实中。在通往真实的过程中,越深的明晰就越能加强向真实探究的力量。正如弗洛伊德所说:"我做得最好的事是,将你精神的苦痛转换成人类一般性的不愉快。"所谓"人类一般性的不愉快",乃是我们日常的伤心事。而本书的出发点就是去面对那种苦痛中的忧伤,让人们以慈悲和仁爱去取代恐惧和自厌自弃。确实,我们的头脑可以不断地工作,去解开那纠结成一团,既扭曲又干扰我们生活的各种忧伤,这相当有价值,但是不要只停留在那里。头脑只是我们伟大本性的一部分而已,它坚持去解决那些困惑,同时又常常被困惑的情况所苦。心(heart)和头脑不同,它只要求将我们的痛苦融入那巨大的真实本性中去,用悲悯的心灵来治疗因痛苦而引起的心理困境,比用头脑中的恐惧和批评有效得多。

当头脑转向心灵的时候,微妙的低语声会在耳边响起,这是可以感受到的,这就是头脑开始问的一个问题:"要怎样才能更深入一些?"

慈爱冥想(Loving Kindness Meditation)是本书提供的第一道菜单。这不是草率的选择,它提供内在和外在的练习基础。在这冥想的过程中,要相当专心,把内心中希望自己可以健康幸福(well-being)的这个愿望,和呼吸的频率接连在一起。人在心在的专注会引导我们走向深层而悲悯的认知,这种认知也正是头脑愈合的基础。

慈爱冥想能让我们很有技巧地发展出探究释放意识(consciousness)时所需的专注能力。专注的能力可以把散乱的思想集中成为一盏明灯,照亮每一稍纵即逝而差异极微的思想活动,也使我们的认知停留在每一刹那和正在着手的工作。这个能力就是我们平常所说的"精神力量"(mental Strength)。

当我修炼到了关键时刻,我的老师给了我一个蓝遍处禅修法的冥想碟片(kasina),每一天我要做好几个小时专注的练习,来提升我集中精神的能力。这个练习不是叫我"注视那圆形的碟片",而是叫我"变成那平静的蓝"。在练习的几个星期当中,有一天,当我拥抱一位久未见面,也从事治疗工作的朋友,她说:"当我拥抱你时,我看到的是一片蔚蓝。"我自己想:"为什么用蓝遍处禅修法冥想,我的能量和我专注在慈爱冥想时一样强烈,都可以散发出这个世界所需的慈悲心,而自己的精神状况却没有丝毫的偏差呢?"

当一个人开始用慈爱冥想作为一种将头脑集中于心的方法,或者更准确一些,将冥想集中在头脑的核心(也就是存在的本质,完全的认知),语言是很有帮助的。"愿我快乐。愿我由痛苦中解脱。愿我得平安。"这些语言带有一种希望,特别是对我们自己来说,就是转向一种过去很少体验的充满关怀和健康幸福的自己。这是一场全新的球赛,决不是我们所期望的那种一边倒的轻松比赛。我们自己有很多类似自我批判、恐惧、怀疑和自我否定等状态,阻碍了我们内在的慈爱释放出来。如果让上面那些爱的字语在呼吸中找到韵律,将头脑集中在这些字词上,随着一呼一吸我们就能感觉这些字眼的存在。而呼吸和字语在心中的结合,将会导引头脑更加清晰,慈爱得以回归。

认知创造了"当下",专注更强化了这个感觉。意识越集中,人越平静,越可具体地感受到那单纯的存在。平静会升起也会过去,但都无损那些熠熠生辉的认知。

在为更深层次的灵修作准备的过程中,慈爱冥想有多层次的技巧。它利用一呼一吸离开及进入身体的自然动作,与集中注意力在如同字语似的具体事物上的和谐融合而培养出专注的能力。它模拟用表浅的头脑去体验内在心灵的本来面目。

一开始,我们尝试去培养慈爱,以后,慈爱会倒过来陶冶我们。培养慈爱也意味着我们人生历程中有了一道软化剂,在深层的认知中,它让过去被压抑的体验和感受呈现出一种内心开放的意识。也就是说,注意力集中在当下的专注练习,许多潜意识中的东西也会被意识到,利用各种各样的助力,我们能够将曾经紧闭的心扉打开。但是,当慈爱冥想进入到那些我们所不太喜欢的领域,我们不要畏惧不前,而用一种惊奇的、感激的、甚至是喜悦的心情,去迎接这个困顿的伤痕,温柔的关爱正是为这场战争所作的完善准备。日后,你会明白,这个战争是介于某事的两种面貌之间,而"某事"将会引导你进入超越一般理解的平静当中。

慈爱冥想中,语言与呼吸的专注练习是为更深层的探究作准备,也是为将来更广博的探究作拓展的基础。

接在慈爱冥想之后的是软腹冥想 (Soft-Belly meditation)。我们将慈爱融入体内,又向外传递给世界。一次又一次地放松腹部,我们感觉到冥想练习随着专注的呼吸在小腹之内进行。思想和感觉不止息地漂浮而过,甚至连那个静坐冥想的人也成了一个泡沫，漂游在广大无边、柔软、慈爱又开放的肚腹中。一种慈悲心充满了心间和头脑，与呼吸相遇，一直漂浮在漫无边际的存在中。那个浩大的空间就在转角处。

正念（mindfulness）的练习使呼吸和注意力合而为一，并且专注在不断随着呼气或吸气而来的各种不同而开放的感觉，以无言的感受为背景，最短暂的思考、第一声耳语或话语、最早的模糊影像都能立即被察觉。所有呼吸以外的事物一开始就会被注意到。在各种思想被它们自己考虑清楚之前许久，正念已经在入口处恭迎它们了。正念会邀请所有不请自来，能排除所有抗拒或者任何试图控制的念头进来，从而能探究思想的内在本性。按它们的本性去看它们，不管是无意的、短暂的、空泛的、痛苦的，只要能去理解，怎么样都可以。

呼吸正念的发展将会集中在内容的流动上——一时的想法、一时的恐惧、一时的迷惑、一时的身体不舒服、一刻的骄傲、一刻的失望或一刻的欢愉。意识的内容会因为思考的结果而有一个全新的体验。每一瞬间的意识是如何开始、如何发展以及如何结束，这一切都在电光火石之间。它就是光中之光，始终在不断变化，而头脑就如此消融在时间的流逝中。

我们可以观察到这些短促的流动"过程"是相当明显的。一刻的感觉融入一刻的思想，又融入一刻的外在声音和一刻的记忆，接着又融入另一个感觉——在扩展的过程中，各种认知、想法、记忆……都在不断地自动累积。非人为而令人震惊的流动的瞬间，被前一刻的短暂存在推动着向前行。

所以首先，我们注意到冥想的内容，然后才是过程——当我们看见自己的生命，尤其是生命本身以意识状态通行无阻，心又能自由地寻找那"合宜的"直觉的瞬间，而不是从长期被限制的内容中去选择对这个世界的迷惑和痛苦作回应，那么这真是一个健康而令人满足的认识。

接下来，当冥想过程变成焦点被探究，我们就会开始注意到

拥抱忧伤

它流动的空间。这个空间也进一步成为更深层次的愈合的基础。不论何种内容浮现，不论冥想过程如何开展，它都是在纯粹认知的"空间"中漂浮，这个浩瀚的存在比那些漂游而过的片段伟大多了。

当正念加深，我们会碰触到早期情绪中已经麻木或被排斥的部分，它们就是头脑中的焦虑或者心中的石头。我们就像迎接自己已生锈的铠甲，尽管知道它目前的样子，但只要用一定的力量，就能让它恢复原样。因为它渴望恢复原样，我们就需要去面对这些阻碍，为进一步的工作扫清道路。

清理的工作有赖下面几种冥想，如打开子宫之心冥想(the Opening the Heart of the Womb meditation)、宽恕冥想(the Forgiveness meditation)、忧伤冥想(the Grief meditation)，甚至于进食冥想(the Eating meditation)都被引入日常的练习中，成为有效的治疗技术。

一生当中有些品性需要得到更多的注意，正因如此，正念和慈爱也许需要毕生的练习。有些情境中，沉重冥想(the Heavy State meditation)、疼痛冥想(the Pain meditation)、疗伤冥想(the Healing meditation)、以及抗拒冥想(the Resistance meditation)等等也是需要的。它们可以在身体或精神不舒服，或当某种练习被抗拒，不知所措的时候，作为辅助手段来使用。

看一看我们日常生活中忧伤本质的变化，也就能认识到冥想练习的进步。一开始，我们视它为"我的痛苦"，但随着冥想参与生活的深入，审视理智的本质，我们过去经常批判并且认为个人化的思想和感受，将会被视为在呈现过程中自然升起的东西。我们可以看到，不是"我们的头脑"如此困扰我们，是"头脑"本身，不是"我们的痛苦"，而是"痛苦"让我们忧伤。心渴望从分裂状态走向融合。我们会发现是长期以来对痛苦的抗拒习惯制造了"我们的痛苦"。

我看到了因寻求愈合而参加这些冥想的人们的进步。起初他们采用冥想技术去治疗"我的身体"，练习过程中，刚开始可能必须承受身心分裂的痛苦、孤独和无助的感觉。但是当理智越集中，随着那呼唤健康的渴望进入深层的内在，身心分裂的感觉会慢慢远离，心会深深地进入"身体"内——也就是心参与到融合后的人和治疗之中了，不再有"我的癌"，而只有那个我们共有的癌症。这就是治疗的系统，在这个系统中的每一个人都不再孤独，而是和千百万个有着同样的身体、同样的困境的人在一起。

当我们不再执着于治疗我们的身体，而是更进一步要求进入真相时，最伟大的愈合就在等着我们。

在这一点上，我们甚至于开始在宇宙和身体之外去寻找那个"真正的身体"，那个纯认知的、不可分离、不会分离、尚未出生、永不死亡的存在之体。这就是我们所追求的愈合，从治疗"我的身体"开始，到"身体"（the body），到"真正的身体"（the Real Body），就是那个无所不知、无所不晓的认知的身体。是的，那个"真实的身体"，才是我们的真实本性，那正是我们穷尽一生之力要追求的东西。

本书最后所介绍的冥想是濒死冥想与超越死亡冥想，这两种冥想旨在提供一个机会，使我们能直接进入能量和光，由无形爆发为有形，又由有形进入浩瀚无边的无形当中的爆发力。这是另一个可以使我们全然活过的机会，让我们体验超越生死的轮回，融汇在那散发出生命之光的轮回能量之中。

1　为修炼奠基

Establishing Practice

冥想是迈入永恒的工具。它使我们直接体验到自我的本性——那个没有受过伤、无拘无束、不死的本性。从那不可想象的广阔和明晰中，会得到我们一直都在渴望的平静和智慧。我们与生俱来的权利就是去找到那个接受真实的自我的空间，认识那种巨大的愈合的力量。

这几种冥想的许多练习，包括一些"障碍移出者"（obstacle movers）都带动我们在通往自我解放的路上更深入地越过那些不再有伪装的阻碍。这些阻碍是可知的，并且会深深地被悲悯的认知之心吸纳。冥想是不会停止的，因为它知道我们所要驻足之地太过短暂、太过脆弱，我们于它，是不可承受之重。

冥想进入头脑中去让头脑得以愈合，但还要继续迈向更深更广阔的层次，除了"心"之外，找不到其他的词来形容这个层次了。

冥想使我们直接分享我们的生活，而不是让我们总是过着后知后觉的生活。

加强认知就是为了觉醒。觉醒就是保持"一颗持续的心"。让这颗心不只和由头脑带来的疑惑相遇，更要去迎接那徜徉在头脑之外的、广袤、不受限制的存在。冥想不否定任何事情：既不否定纠结不清、常常互相矛盾的情况，也不否定刚刚才痊愈的存有。冥想让我们带着怜悯和清醒进入头脑，更清楚地看到疼痛如何变成痛苦，看到自己如何紧紧捉住这痛苦而不愿走入那广袤的未知当中，使我们回归我们自然的本性。所以我们去探究头脑，不去操纵它也不被它操纵。我们不是要和头脑打仗，而要和它平静相处。

虽然许多年来大家都认为每日的冥想能丰富我们的生活，很有价值，也喜欢进行"长时间冥想"，但我仍然认为"渐进式的"练习更加有用。一位非常受尊敬的冥想老师最近跟我提过，尽管他已经长期建立冥想的习惯，但要他在静闭室里保持整日的冥想也是很难的。头脑上，会有想象中的优先事务常常会用很大的声音说："有更重要的事要做"，很令人惊奇吧！头脑本身也有一套理智。而且没有什么能比渐进式的练习能更好地展示这一健康的方法。

不过，我们尽力而为，更重要的是，要有持续的信心和意愿，从现在开始对头脑与身体的变化无常要有持续性的认知，而不是执着于去想我们应该怎么样，该怎么去练习等等。

要想得到自由，我们就要留意在我们要完成某事时油然而起的批判倾向(其实那是一个爱尝试的本性)。我们越想平静地坐着，就越感觉不到平静。那种凡事如我所愿的希望本身就会让人躁动不安。在冥想中，我们不要摒弃或逃避任何东西，也不要绕开那些阻力和躁动，只要直视它们，注意，我们所专注的那个东西不见得就是那一刻我们所见的结果。我们会很快像看到头脑中的其他状态一样看到愤怒、恐惧，我们就会感觉"飘飘然"了。因为不是头脑本身，而是认知达成了头脑的健康和自由。要记住，我们的任务不是成为一个圣人，而是要成为一个完整的人。

不要被如何修炼的念头卡住了。练习就好。即使这个建议来自你现在手上的这本书，也请你只信任自己的路程。保持和头脑的联系，保持清醒，认知会脚踏实地地引导你更进一步。

每当我们在认知上专注一次，就能朝着清醒更进一步。我们要学会顺应心的指引。当旧思维中的旧概念和旧方式在这个过程中消融之际，疼痛的声音将退居幕后，我们会根据眼下合适的概念和模式去行动，而不会再按过去不成功的旧模式去做。我们所寻求的就是我们生命的存在在当下的意义。正是这种让头脑更加健康，从而让我们走入理解的核心才带来我们简单的喜悦。

正如让人心醉的印度神秘主义诗人迦比尔（Kabir 1440—1518）所说，那些在他们的"真正的身体"——纯粹的认知之体中停留过的人，会听到那真正来自内心的"笛声"。只有开放，才能让伟大的"未知"将我们那渺小的已知带入更深远的存在中。在那里，已知和未知并存。这些认知对象在伟大的认知中浮动，从而被复原。

当我们的老师南卡罗里巴巴（Neem Karoli Baba）被问及如何提升深层的精神认知时，他说："只要爱每个人。"冥想练习的基础就是培养慈爱和自我的认知，更好地为众生谋福祉。

本书中的冥想技巧都是为了"照顾自己的花园"而设。一项技巧就是一种园艺工具。刚开始去靠近那些未知之时，就像靠近了那绵延不绝的荒野，靠近了被遗弃的大地。在那上面生长的，都像是那些过去偶然不请自到或先前的环境生长出来的东西。有些地方野草盖住了花朵，有些地方土地干涸、寸草不生，四处散落的种子也无法发芽。所有这些都陷落在这片沃土之下。而在表层之上，老树根也在慢慢腐烂，新的生物毫无立足之地。

慈爱冥想和软腹冥想就是本书介绍来翻松花园里那些坚硬的表土，宽恕冥想与仁慈之母冥想则用来使泥土更有养分，正念冥想的练习则一次又一次地翻捣泥土并向下深掘，而身体再发现冥想则不断改变泥土的条件并且除草。有一部分的冥想是用来鼓励发芽并且做护根的工作,例如抗拒冥想、哀伤冥想、进食冥想。所有这些都在帮助我们通过一个"狭小的空间",就如同穿过花园中的小路。每一种冥想都用自己的方法滋润花园,为优雅的野花再度盛放作准备。

由于这个花园很久没照料了,所以相当不利于生命的成长。这些阻碍芽苞成长的障碍,必须很明确地指认出来。很多冥想方法就是所谓的"障碍去除练习",把杂石和树桩去掉,以便将来好好利用这块沃土。沉重(悲哀情绪)冥想、打开子宫之心冥想、疼痛冥想或疗伤冥想,都是特殊的工具,专门用来铲除特别的障碍。每一种冥想在我们寻求解脱的过程里,不论是在准备、栽植或采收丰美的果实上都有其适当的作用。这个过程开始于将心灵拓展到头脑和身体中,让头脑和身体经过循环重新回到心灵。每一种冥想都具有清除介于心灵和头脑间一层又一层障碍的潜能。

正念冥想与慈爱冥想,就像阳光与水之于花园一样,是健康的基本练习。循序渐进的操练会促进生长,并加深心灵的根基。

一开始我们用心去软化头脑和身体,使它们免于被批判和恐惧。当我们打开心扉,有些阻碍就会以明显的身体和精神上的痛苦出现。特别的冥想方法就是用一种柔软、欣赏的态度,以健康的智慧和认知,去接近每一种痛苦。整个过程是连绵不绝的。禅宗提起这种演变时说:"春到草自生。"

一般来说,开始时进展很缓慢,因为专注仍在增强,还需要进一步发展。而且解脱是一个过程,每一步都弥足珍贵。当然,这样的冥想练习在刚开始时,不要说一个人,就是有老师的指导也是很难的。在经过导引性冥想之后,在大群体中,有人茅塞顿开并不是奇怪的事。但也有人可能正闷闷不乐地想:为什么我一无所获?我真是无可救药啊!除了我,别人都懂了。但常常就是那些一无所获的人最后却能顿悟,他们比那些在"幸运时刻"顿悟的人更加经得起考验,也更能清楚地理解认知、宽容、慈悲

拥抱忧伤

和放下的真义。通常历经挫折完成的(冥想)工作才有更清晰的定义。

让冥想为你所有，试试看！找到最适合你的语言和句子，相信你那天生拥有的康复能力。让心选择最适合你自己的冥想方式。一个人也许会被其中的一两个选择所吸引，做那些你"感觉很对"的而不要做你认为你"应该做"的。让心成为头脑和身体的康复师，让这些冥想为你所用。

正念冥想及慈爱冥想，是过去三十年翁瑞雅和我的基础练习，但有段时间，辅助性的练习也会加强我们在冥想中新发现的能力。疗伤冥想及疼痛冥想也是具有决定性的一部分，偶尔在延伸时期密集地练习也相当成功。

在冥想方法及康复技巧方面，没有这个方法比那个好，或这个人适合这种、那个人适合那种的说法。实际上，不是修炼方法使人得到解脱，而是意愿、动机以及全力以赴使我们得到解脱。例如，正念冥想练习的根本是要发展无分别心和慈悲的认知，任何一点小小的自满或自我批评都会有控制的错觉产生，从而延缓了康复。所以，同样的，清除身体的障碍，如果不是用"发现"，而是用"需要克服它"的心态去练习，则会增加很多困难。如果不把它们当作一个强化悲心、减少自我批判的工具，任何一种冥想练习都有可能成为一个陷阱。

越多冥想是为了"应该"而做，越多的自我(分裂、恐惧及孤立的感觉)就会出现。越多自我越痛苦。我们有集中于痛苦的练习，不过如果不小心想要"杀死"身体或精神上的痛苦，就会引起身心大战，造成更大的痛苦。以疼痛冥想来说，我们大概用十五分钟全神贯注在不舒服部位的核心点上，然后就休息，轻松地乘着呼吸翱翔。

冥想只是为了求取平衡。"放下"或"顺从"这些字眼常常被旧思维误解或错误阐释，这些念头必须有适当的辨别来平衡。

每一种冥想技巧都必须用平衡和心来练习，从而让人们在练习中与技巧本身合而为一。一个人不仅仅是冥想者,也是冥想本身。康复的过程就像走钢丝,必须在精力和成果、专注和接纳、悲心和智慧、慈爱和认知、顿悟和放下、表象及内在之间取得平衡。并且也在所谓的生与死,以及在领先或超越之间得到平衡。

也许刚开始你会做某些练习,可是几个月或几年后,你又回头再做其他的冥想练习。相信内心"小而镇定的声音"(still small voice within),它在告诉头脑下一步该如何前行。

要不断地利用这些冥想,直到你打心底里了解他们,你才会知道它们对其他人的作用。比如康复冥想、疼痛冥想、沉重冥想和死亡冥想(还有大多数本书中所介绍的各种练习)可能对某个病人或我们所爱的人特别有效。因为我们做的这些工作真正对众生都有益处。我们心胸宽广,我们指导人们康复和放下。不过要注意,有些控制力强的人(我们自己也常如此),比较不喜欢被"指导",虽然你完全出于善意,也可能被拒绝。对于某些人来说单独去冥想是他们的尊严所在,请不要做个理疗师,只要充满慈爱。向别人或自己提出这种冥想练习时,时机也是非常重要的。

让你的花朵绽开,但不必捉住果实不放,把种子撒在大地之上,用你所拥有的大自然的力量去让它发芽。

珍惜你自己。

这些内在和不断发展的旅程是提供给有心向内在探究的人的。

虽然由于练习,我们明晰更多内在的真实,但其实我们和阅读此书的读者一样距离开悟得道还很远。我们都走在那通往未知的边缘上,都正靠近那尚未发现的真实。

我们的目标是要有更多的认知,生机盎然地活在每一秒钟,完整地活着。

比成为一个好的冥想师更重要的是去冥想。向内在的真理,以及真理之内的真理探究,永不停歇,一刻一刻,一分一分,一时一时,一天一天,一生一生,不断探究下去。

当冥想不再是在头脑上那几分钟的练习,而成为无拘无束的开放心灵,连无聊的时光都充满了这样开放的心灵,我们就和冥想合而为一了。当智慧支持着慈爱,我们就成了冥想本身。

相信自己,相信这个过程。

2 导引性冥想的使用

The Use of Guided Meditatione

导引性冥想是一种在职训练。由于不断地重复使用,它们内化成为我们自己的一部分。它们不再只是书页上或表面上的东西,而是发自内心的直接体验。

自己静静地阅读这些冥想,或慢慢地读给朋友听。或者用自己的声音将这些冥想记录下来,让你的呼吸承载着声音,在一行一行之间有所停顿。大多数的冥想,虽然只有短短几页,但往往为此要做三十分钟的练习。为你自己或朋友将这些导引性冥想记录下来,它们会引领你看见蒙蔽心智的乌云,驱散它们或稀释它的浓度。

因为这些练习要重复许多次,所以一些特别的内容会被"设定"在冥想过程中,以便鼓舞和加强智慧。当一个人真正地和这些内容"工作",它们会形成身心合一的习惯,这是很有康复作用的。

刚开始利用这些冥想来打开你的心扉时,如果你的思绪卡在某几个字或某几行语句上，这可能是某些反射性的概念或想法将你缠住了，没关系，你就看着和这些想法有关的各种事物，过一会儿，再回到语句上来。日常生活中你可以带着它们工作，把这些能够引起思考的想法利用起来，就像在沉思一样，直接去看看有没有什么是有用的。把它们当作功课一样去探究，冥想永不停歇，你的生活将因此而多姿多彩。

做这些练习时有三种不同的层次：

一、首先将那些语句读给自己听，就像是心在对头脑说"这是个好主意"。当你开始从事这些技巧时，也许大声读出来，一个人就会感觉自己就站在通往康复的路上。这些诵读会让头脑熟悉整个过程，并且鼓励心的参与。

二、这些练习可以当作是沉思的主题。用沉思这个层次做练习，会增加练习者的适应性。这样的沉思增强我们的信心，使我们有勇气去突破矛盾的情绪冲突所造成的内在阴影和黑暗，这些黑暗过去一直遮住了我们自本性的光辉。这种沉思的反应也使我们有能力和内在的洞察力合作，让生活做有意义的转变，在头脑与心合而为一之前，拥有专注的能力是一种相对稳定的关怀行动。正是这种深层的反应能力，增强了我们在"道"上寻求"自我之路"的能力。

三、导引性的冥想能直接有效地使我们进入意识之中，清楚地看到真实。直接进入头脑中，并且向心的康复前进，超越已知和"已知者"，迈向万事万物共同的真实，是各种冥想三个层次中最重要的功能。

冥想和沉思的不同在于，冥想让我们直接进入过程中，不需要通过洞察力而迈向真实。而沉思则将自己或他人的洞察力作为推断真实的方法。

不论如何，这些练习可以用三个不同的方法进行：第一个方法是大声向自己或他人念出冥想的句子，有如我们向头脑唱一首情诗或手术的手册，语句随着呼吸清理了通向内心深处的道路;第二个方法是利用沉思将练习内化;第三个方法就是从真实的本性给自己做一个测验。每一层次都把我们向真实推进一步,每一层次又有效地丰富了我们的所有, 这个旅程最终将让我们放弃自我,顺从内心的体验及纯粹的存在。正是这种导引性冥想的第三个层次带着我们体验,从而导致最深刻的康复。我们慢慢地、稳定地接近真实,直到寻觅者以及这种寻觅动作消失在了寻觅本身,而这寻觅又消失于那浩瀚无边我们称之为"天"的地方为止。

总而言之,导引性冥想练习,首先我们向头脑发出通告;第二步是头脑对这些通告的反应;第三步则是超越头脑,直指问题的核心。

3　心的探索

An Exploration of the Heart

除了心以外，没有其他东西可以用来探索头脑与头脑之外的事物。

我们释放自己的第一步就是培养内心天生的悲心。冥想开始于自己和世界都非伤害的和平的深切愿望。事实上，一个人活着却不导致其他生物和人的痛苦是不可能的，但我们有将这种痛苦减到最低，并且用此生为他人造福的"愿望"。非伤害是一种意愿，是从心的本性中导引出来的。

我们用一种混乱的习惯去吃和爱，我们的头脑常常处于颠三倒四的状态，因此现在我们要学会平衡的艺术。为了支持这个改变，心会建议对待我们的头脑不要有侵略性。我们要学习用庄严的习惯生活。

这要求既不强迫，也不默许，而是在当前积极参与，这就是迈向康复的开始。当圣雄甘地被问到它教给印度人的"非暴力不合作"时，甘地回答说："我的不合作并不是消极的，只不过是非暴力而已"。甘地的"非暴力"是使头脑和世界都和平的有效工具。暴力是头脑的产物，而心则能治愈这种病态。

所以，心和它那个"小而镇定的声音"是通向解放的老师，而非伤害是它最明显的特质。非伤害的范围，从宽恕自己到关怀世界饥荒问题都包括在内。当我们开始做非伤害冥想练习时，因为还未经慈爱的认知回应，我们就"试着"不允许批判意识被滥用，批判的头脑就有些气急败坏了。非伤害意味着把别人和自己当作心的主体，而不像过去把别人和自己都当作头脑的客体。

我们现在所谈的不是带有判断的十诫宣言。我们做的是朝向愈合康复与净化的许诺——心甘情愿让自己的行为明明白白。正如佛教中不杀生、不偷盗、不妄语、不奸淫等训诫一样，非伤害和悲心并不是刻在石头上的神谕，而是从心的本性中散发出来的力量，它们是光明的道路两边，是碰到明显的冲突时温和的提醒者和指导守则，使我们在寻求真实的路上更为平静安稳。

心的探索不是那种将"痛"变成"我的痛"的自厌式的道德审判，而是"一种恰如其分的判断力"，它从认知的层次自然出现，比我们的角色和面具更深入，比我们的个性甚至是被要求的自我都更深入，它直接进入我们存在的本质——那个事物的核心——我们的"人心本善"在那里一览无遗。明明白白的行动为更加明白的行动清出道路。而善让头脑平静。

拥抱忧伤

4 慈爱冥想介绍

An Introduction to Loving Kindness

要把道路清理干净,就要把头脑和心连在一起,在观念的层次,我们可以悲悯地看到,那个想象的头脑——做梦的我——一直替代现实,摆弄着眼前的一切。

慈爱冥想就是针对这个层次的思考——名字和形式,二元对立,我和别人——寻找弥合这种长期分裂状态,回到完整的自我。慈爱冥想集中于复原那种麻痹心灵的头脑。我们的工作与其说是把心打开——这个心就像阳光普照,不过经常有些黯淡——还不如说要去打开我们的头脑,让头脑深处的光芒可以破壳而出。

当我们为那个过去常常后知后觉的头脑注入慈爱之后,我们就已改变了我们存在的环境。我们开始活得直接,我们觉醒了。

这种冥想利用观念、语言倾向的心境,巧妙地将障碍变成支持的力量。

用悲悯的认知去接受思想和迷失在思想当中是不同的，这就好像解放和捆绑的不同一样。慈爱加强了我们的反应，同时也软化了回坐力。

慈爱之情不是唯一可以被培育的能力，我们可以培育许多不同的心灵力量。大多数的人把恐惧和愤怒放在头脑中间，以为那就是我们自己，从而让恐惧和愤怒得以加深。真的，如此完整地练习下去，我们将会把我们的恐惧变成惊恐，甚至也会把羡慕或愤怒培育成愤慨或怨恨。慈爱练习鼓励悲悯和认知重生，并且放下通往心之路上的阻碍，诸如自私、恐惧、疏离、分别心等限制我们直接参与的神秘能量。

在我们的头脑里已有了某种惯性，那就是漂浮着一个思想泡沫——"我"，以及另一个思想泡沫——"你"；但是事实上在那里只有一个存在，一个本性(suchness)。我们自以为我们的思考可以分辨不同。但对这种头脑的判断来说，对于那个毫无怜悯之心的剑子手来说，一切，包括我们自己，都是"非本性"，到了某种程度，对这些"非本性"的批判就是对自己的批判。难怪，伟大的治疗师耶稣就曾说："不要批判别人，不然你也会被批判。"

悲悯是批判的反义词。它是头脑的开放而非闭塞。它肯定合适的判断。悲悯是责任的本质所在，是由广袤的天宇作出的回应，而不是由狭隘的有限的生活经验作出的回应。我们内在的痛苦一次又一次用相同的方式表现出来，悲悯将痛苦化解，而批判则让它们孤独无依。悲悯是走向联合的声音，是我们的"至善"。批判是心和头脑之间的那股寒流，而悲悯绝不会批判它本身的缺席，它甚至对我们紧闭的心扉敞开。批判让万事万物都不再宽容，但还好，批判造成的创伤，还有悲悯来补救。

有些人把同情当成悲悯，但同情却是因为恐惧——它希望不要经历别人或自己的痛苦。当我们带着恐惧感去接触痛苦，那就是同情。当我们对自己的痛苦感到恐惧，那就是自苦自怜。但是当我们用爱去接触痛苦——那就是悲悯。悲悯是一种祝福，同情却是一种障碍。

通过观察自己是多么缺少爱心来学习爱。当我们认识到恐惧和愤怒在痛苦中的角色，再去体验头脑和身体的自我闭塞，就会发现我们的天性是如何受到了压抑。仔细审视愤怒和愧疚的所在，以及我们跟别人区别的所在，再去审视我们的内心深处，我们就能感受到慈爱冥想练习的正确所在。

开始冥想时，我们把"愿我快乐"、"愿苦离我"这些关爱的语句直接注入我们的头脑和心中。起初看起来非常机械，只是些句子而已。这些冥想的句子一开始也可能会碰到那些长期缺乏关爱造成的缺乏自信和价值观缺失，比如"这样太放纵，太夸张了！"当我们开始尝试将爱带给自己的时候，那种我不值得爱的想法也很明显。寻常的痛苦也会带着各种理由来阻止我们深入下去。恐惧会扰乱寻觅、放下和康复中的平静。它们警告我们，我们无法盲目地达到完美境界，并在此刻散发光芒。它附带着稠密的废弃物，让我们自己的美显得黯淡，还要说服我们是毫无价值的，无法"发光发热"。我们也是破裂的生物，永远无法摆脱命定的路。这些痛苦的思考被鼓动起来，不停地生长着，现在我们需要培养些东西来让这种痛苦消失。我们要获得比我们消极的扭曲更加丰富的意识，让这种天生的积极力量取代那些不太完整的力量。

要培养对一个人具有慈爱的方法就是去想想他的好。翁瑞雅和我常常面对的就是那些说"我本性不好，我实在一点儿也不可爱"的人。

我们会回答："不被爱又不知如何去爱，这一定让你痛苦万分，不是吗？"

"是的，不知如何去爱一个人，甚至不知如何爱自己，真是糟透了。"

"很多人都跟你有同样的感觉。"

"那些可怜的人，有这种感觉真是可怕，他们那么孤独，那么与世隔绝。"

"如果我们可以帮助他们，不也是很好吗？"

"是啊！当然。这太难忍受了，我希望有人能帮帮他们。"

谈论起别人的苦难，人们总是充满了同情心。他们用那种在恐惧的自我否定中所不曾有过的爱心去关注别人，现在他们认识到有人需要帮助，而这个人正是他们自己。他们的关怀与善意被注入他们自己身上，并渴望回归完整的自己。佛陀说，"众生之间，没有人比你自己更需要爱。"

慈爱冥想做的就是这件事。我们把爱集中在那些需要爱却长期得不到爱的人身上。然后将这种爱的力量往外发散出去，去关照所有幸福的人以及世间有情众生。

刚开始做这个练习的时候，如果我面对一个和我意见相左的人有些心烦意乱，我就会开始对他施以"爱心"了。我在想，我可以"让他们一边儿去"，同时想着"我是个多好心的冥想师啊！"但我怒气冲冲，这才真正是我所需要面对的痛苦。我是那个需要慈爱的人。从此之后，我明白了在宽容别人之前，我必须首先培养自己的爱心。一方面自己怒气冲冲，另一面给别人以"爱心"，这是一种迂腐的表现优越感的做法，这只会导致更多的裂痕。我并不是心甘情愿这么做的，我行为的背后是那种优越感在作怪——将爱和灵魂当作对别人施压的工具，认为别人低我一等，充满了支配感和儿戏。但是当我在心里为自己留下空间，我慢慢的拥有了分析我的愠怒和沮丧的能力，再也不会深受其害了。也就是说，我接纳了它们，一段时间之后，悲悯的认知会进入心灵，把自己想象中黏成一团的痛苦溶解开来，同时，别人说不定也有了更多的空间去释放他们的愤怒。总之，要将爱心传给别人，首先自己的内心里必须有爱心存在。

慈爱的力量非常大，当我们很专注地将它送给别人时，别人常常可以感觉到。它是一股很细微但可以触知的能量,可以被有意识地引导,就像心中的认知或者透过玻璃窗的阳光,会最终闪闪发光。

不断地练习下去,我们会体验到非常开放的时刻以及相当封闭的时刻。因为,吊诡的是,开放的心越开放,也会越封闭。而且当开放的心灵关起来时,一次比一次更紧。而冥想练习就是要持续不断地寻觅更新、更深的层次,让心打开——甚至向那紧闭的心开放。能用爱去碰触不爱,那就是治疗中的治疗了。

很多人都希望自己更有爱心。但是他们也承认,诚实地讲,每一天他们真正将心打开的时间也就几分钟而已,这都还算好的了!

我们对自己是非常不宽容的,我们要求太多了!要知道,在现今如此容易遗忘和充满暴力的世界,任何一点点的爱都是奇迹。任何一丝丝寻求复原与和平的爱,就是真正的恩典。几分钟的平安、几分钟的慈爱,就是战胜恐惧和束缚的号角。

想象自己毫无价值,又处在恐惧中,还有许多疑惑和欲望,很难一直保有爱心,但更难的是从来就不曾有爱心。

慈爱冥想就是我们拿来说明心有能力将我们带离头脑想象空间的好例子。慈爱冥想是向自己、向所爱的人、向苦难的世界以及向我们生活在其间的这个可以欢愉的世界开放的基础。如果坚持每天做这冥想练习十五分钟,持续数周,我们的潜能会被开发,生命将被拓展,精神将迈向飞翔。很多人已为此循序渐进努力很多年了。

慈爱冥想就是将一个人的头脑集中在心中。当注意力越来越集中,慈爱的语句会一次又一次柔和地和呼吸合而为一,接着这些语句开始乘着呼吸,带着一股温柔的坚持,为我们开辟一条通往心灵的道路。

所有冥想和练习提供的,就是要我们在做内在探索时把它们变成我们自己的一部分。慈爱冥想跟正念冥想一样都是基础练习，是一辈子的功课、一辈子的比赛。

　　有关慈爱冥想更进一步的资料，请参阅我写的《逐渐觉醒》这本书。

5 慈爱冥想导引

A Guided Loving Kindness Meditation

（缓缓地念给一位朋友听，或默念给自己听。）

舒适地坐着，慢慢将注意力集中在呼吸上。

呼吸在体内深处来去自如。

花点时间将注意力集中在均匀的呼吸节奏上。

柔和地转入内在，开始直接去关注你的幸福。

关照你自己，就像你是自己唯一的小孩。让慈爱环绕着你。

安静地在心中说："愿我离苦，愿我平安。"

感觉呼吸进入心内的空间，把自己和慈爱与关怀连在一起。

让心安静地、低声地念着通往治疗和开放的慈爱句子："愿我离苦，愿我平安。"

让你自己被治疗。

轻声地告诉自己，为你自己祝福："愿我离苦，愿我平安。"

轻轻地，每一次吸气到心中，你默念："愿我离苦。"每一次吐气，你说："愿我平安。"

下一次吸气："愿我离苦。"

接下来的呼气："愿我平安。"

在每一次吸气及呼气时，慢慢地、柔和地默念这些字眼，不是祷告，而像是将温柔的爱向你自己展开。

留心任何对这个爱、这个慈悲、这个想要完整和康复的意愿的阻碍。

"愿我离苦，愿我平安。"

持续这样的节奏，越来越深的欢愉和仁慈的爱跟着每一个吸气向下沉，也跟着每一个呼气而扩张。

"愿我离苦，愿我平安。"

让呼吸自然地持续着，将慈爱留给你自己，你唯一的孩子，你内在的存有。

虽然刚开始时，很像是这些语句在头脑中的回声，但是请柔和地持续下去。无需费力。用力只会将心门关闭。用一颗新的温柔和慈爱的心去接受头脑。

"愿我离苦。愿我平安。"

每一次呼吸都会加深那用慈爱和同情连接起来的自然的温暖。每一次呼气都会加深平静，更在世间广阔的存在中扩展开去，发展出一种不是等待而是去和存在本性中的慈爱相连的耐心。

"愿我离苦，愿我平安。"

让健康随着每一次呼吸进来。听从你真正宽广的本性。

继续用几次呼吸把慈爱和宽广带进来。把你自己和伟大的慈爱连在一起。把健康送给你的头脑和身体，用这些幸福的温暖语句拥抱你自己。

现在轻轻地把一个你感觉温柔和慈祥的人带到你的头脑中，他可能是情人、老师或朋友。

再把这个人的图像放在你的心上，用心去看他。并且随着每次呼吸，轻轻向他耳语："愿你离苦，愿你平安。"

每一次吸气,带着你所爱的人进入你的心,告诉他:"愿你离苦。"

每一次呼气,带着你的慈爱说:"愿你平安。"

在下一次吸气时,把他们的心带向你的心:"愿你离苦。"

在下一次呼气,许下一个愿他健康的愿望:"愿你平安。"

继续呼吸着,把你所爱的人送入你的心房,轻柔地向自己、也向他们耳语:"愿你离苦,愿你平安。"

继续这种呼吸,跟愿他们快乐和不离不弃的愿望连接起来。

让呼吸携带这语句,携带着你那专注的慈爱和关爱,自然地、轻柔地、慈爱地进入心房。

"愿你脱离各种苦难。愿你找到最深的平静。"

把你的爱,你的慈爱和你的关怀送给他们。

让他们在你心中随着呼吸进进出出。

"愿你离开苦难。愿你找到最深的喜悦和最大的平静。"

当你用心体味他们时,你会感觉到全世界都在渴求健康,也会知道它的本能就是渴求平安。

告诉自己:"和我一样,有情众生都渴求快乐。"

于是,在你的心中,随着每一次呼吸,低语:"愿所有的人脱离苦难。愿所有的人都平安。"

让你的慈爱向所有人类开放,就好像向你所爱的人开放一样,去感知所有人类都在渴求健康、渴求平安。

"愿全人类都平安,愿全人类都脱离苦海。"

"愿有情众生,包括刚刚出生的婴儿,都免于恐惧、免于痛苦。愿全人类都可以健康,回到最初的本性。愿所有人都感知绝对本性下的绝对欢愉。"

"愿世界上每个沦落的人都平安。愿天下苍生都脱离苦海。"

整个星球像一个泡沫似的漂浮在你心里的大海中。

每一次呼吸都载着爱治疗着世界,让我们所寻求的平安更加巩固。

每一次呼吸都将慈爱和悲心馈赠给这个世界，而温暖和耐心使思绪安静下来，并将心门打开。

"愿天下苍生都脱离苦海，愿天下苍生都得平安。"

让呼吸放松下来。让呼吸缓下来。愿幸福和慈爱、关怀和爱，充满我们所共享的世界。

"愿天下苍生都脱离苦海，愿天下苍生都住在健康的心中。愿天下苍生都平安。"

有一个幻象
在痛苦的梦中
我们希望我们是——
那个想象的自己

不要被愚弄
被一个思想进入（另一个思想）
相信你比上帝渺小

6 软 腹
Soft Belly

人生来都会遭遇痛苦，不管是社会中外表坚强的人还是深陷痛苦中不能自拔的人，在这最低层次的共性上是一致的。我们彷徨得很，除非我们在深深的叹息中觉醒、放下并软化而走向宽容之路，否则我们一生都将迷失。

当成长已成为优先考虑的事，软腹就是让我们放下的承前启后的一步。观察小腹的松弛和紧缩，就能知道我们何时或如何将痛苦紧抓不放。当我们抓紧痛苦不放，小腹就是僵硬的。腹部若有某种程度的紧张或类似情况，那就是对当前所发生之事有所不满或执着地企图控制的表征。

你可以试试看，在一个钟头内至少做软腹十二次。

小腹是个神奇的诊疗器。它把心中的盔甲转变成了腹部的僵硬。对小腹越了解，就能越快发现自己是有固执的头脑还是有一颗开放的心。分别心使小腹僵硬，如果尝试对所发生的事抱持批判的态度，就会发现小腹马上紧张起来。我们的腹部经常处于僵硬状态，甚至当我们试着理解这句话所说的含义时，小腹就可能紧绷着。

不要只是去理解，而要进入过程中去。在柔软放松的小腹中，让理解从你的本性中得以自我升华。

超越头脑是我们在头脑中长久希望知道的东西。但对精神研究来说，很大的讽刺是，我们要找寻的东西正在注视着我们。

要看到那个正在注视我们的东西是十分困难的，不过并非不可能，只要能下些工夫放下过去看待事物的旧方法，而软腹就是一个好的开始。

其实，我们每个人都被引导着紧紧抓住痛不放，从而把痛变成苦。我们都被教育要强化腹部，不可以让它开放，不许它圆满和充实。女人特别被教导要有"吸引力"，鼓励她们穿紧身衣将腰缩小，紧压腹部。男人也一样："挺胸收腹，显出精神来！"人类被"坚强即美丽"这个观念搞糊涂了，因而要求每个人必须坚强。如果一个人想要活得有意义，这种方式是很危险的。

一个人越认为他自己就是这个身体，小腹就越会常常处在紧张状态中。放下并进入广袤的存在有很多种层次，但只要腹部装得太多，心就无法起作用。

到现在，翁瑞雅和我持续做软腹冥想许多年，我们一次又一次地注意到，腹部需要被提醒它又不知不觉地僵硬到我们希望的无意识状态中了。为了不再过无意识的生活，我们要常常深吸一口气直到丹田，再用心将过去的习惯吐出来，这样可以使腹部柔软，也才会发现身体有空间接受治疗，做一个自在的人。腹部越放松，越有能力在这沉重的物质世界中挪出空间保持清醒，并停留在当下。软腹鼓励我们致力于探究心情沉重时的身体模式，它使得这项探索不被头脑中已经习惯并且有诱惑力的模式所左右。当然，我们也不要高估了放松的重要性。

几年前的一天，翁瑞雅和我商量："现在是我们停止'审查'孩子的时候了，该放手了。"美其名为爱他们，其实我们一直在

"审查"想要从他们身上得到爱的人,包括父母、子女、爱人、同事和朋友。为了控制这些人,我们总是紧紧张张地紧绷小腹,放心不下地装模作样或拐弯抹角地窥视他们。够了！该放下了,我们有我们自己的工作要做,我们要更深地放松身体,为了给你自己让出生命的空间。

7 软腹冥想导引

A Guided Soft-Belly Meditation

（缓缓地念给一位朋友听，或默念给自己听。）

让注意力集中在身体上。

让认知来到身体感觉的层次。

感受身体内肉体的感觉。

感受你和坐椅、枕头的接触，感受地心引力。

感受胸部的跳动，感受呼吸。

感受脖子的存在，感受头的重量。

感觉你"坐"着的身体。

慢慢地让注意力来到小腹上。

开始放松小腹。

让呼吸进入腹部。

吸气，腹部凸起。

吐气，腹部凹下。

放松，去接受呼吸进入丹田。

在柔软的腹中，让气自行呼吸。

每一口气都是柔软的、开放的、放松的。

吸气，腹部凸起，让柔软充满腹部。

呼气，腹部凹下，放掉所有的紧张。

扩张，收缩腹部。放松腹部。

让气自行柔软地呼吸。

放松腹部，一层又一层地放松。

太多的痛苦累积在腹部，还有恐惧和暴力。

让痛苦或恐惧或暴力漂浮在腹中。

不要把它强化成为苦。

在柔软的小腹中，用慈爱陪伴它。注意，连一个很小的思考都可以使小腹紧张，造成防卫、分裂或痛苦。

在每一次吸气时放下，放松小腹。在每一次呼气时放下，留出空间来。

每一次呼气，呼出痛苦。放下痛苦。放松腹部。慈爱的腹部。

深入地放松，深入地放下。很多空间被释放出来，很多空间在柔软的腹中。

愿慈悲关照你身。

每一次呼吸都柔和。放松腹部，打开心房。放下在腹里阻止心开放的旧执着。

每一次呼气，将痛苦放下。把僵硬和暴力吐出去。

在软腹中为生命留出一个空间。

期望、批判、怀疑、旧的痛苦集中在肚腹中，柔和地使它们消散，溶解在柔和中、在宽容的肚腹中。

让一切都浮游在软腹中，和慈爱同在。继续深入地放松，深入地让呼吸停留在柔软的腹中。

在柔软的腹中吸气、吐气。

僵硬会在逐渐增强的柔软中被发现，只要看着它飘过就好。让僵硬漂浮在柔软中，不要改变任何事。在软腹中没有紧急事故,让紧张漂浮在柔软中,让出位置来给痛苦,让它停在宽容和认知的软腹中。

让这些声音从你耳际飘过。不要抓住任何东西。相信这个过程。

让所有升起的东西漂浮过宽广而柔软的肚腹。

慢慢地睁开双眼。

当你的眼睛打开,注意一下,你的小腹什么地方又开始紧张了?在哪一点上,某一个"人"又在为"自己"辩护,你又觉得要自我保护起来。在哪一点上,是不是自我防卫又在玩它的老把戏呢?

打开双眼轻柔地看待这个世界。

温柔地对待我们大家所共有的痛苦,柔和地享受在更深的愈合中开放的成果。

8 软腹正念呼吸冥想

Soft-Belly Mindful Breathing Meditation

（缓缓地念给一位朋友听，或默念给自己听。）

当小腹放松并且向认知开放，腹内的呼吸就可以被注意到。这种与内在呼吸的接触，是下一步的工作。我们已经向正念打开了大门。

让注意力停留在你的身体中。

让它来到身体的感受的层次。

不要考虑这种感受，而是直接去感受身体瞬息之间的变化。

感受地心引力的作用，感受手的接触，感受双脚碰着地板，感受身体中的感觉。

让认知和感受的时刻相连接。

瞬间闪过的感受，脉搏的颤抖，压力的刺痛，僵硬或放松，冷或热。身体中各种活的感受。

留意呼吸过程中聚集在胸部的感觉，肌肉的扩张和收缩。

留意呼吸在身体各部位感觉的不同。

感受空气由鼻孔通过。当呼吸经过喉咙时，感受任何注意得到的感觉。

感觉一下每一次呼吸时胸部肌肉的扩张和收缩。注意背部肌肉在每一次吸气和吐气时的伸展和放松。

知道呼吸充满了全身。

留意下腹部的感觉，让每一次呼吸充分和放松。

认知到整个身体在呼吸。

让认知完全来到下腹。

接受每一次吸气使下腹凸起的感觉，留意每一次呼气自然带动腹部凹下时感觉的变化。

腹部凸起，腹部凹下。

在柔软的腹腔中，在空旷的腹部吸进来、呼出去。

让腹部柔和地接受所有的呼吸。

吸气时，注意你的吸入。注意吸气在什么时候减少和停止。知道你正在吐气。

在腹部做正念呼吸。

不要思考呼吸，要直接体验呼吸在腹部漂游时的感觉。

在宽容的腹中，空旷的腹部。注意吸气开始的时刻、中间的过程和结束。

留意之间的空隙。

认识吸气开始的时刻、中间的过程和结束。还有它们之间的空间。

认识最开始的那一刹那，当呼吸开始要进入空旷的腹部的那一刻。

留意每一次呼吸所带来的持续不断变化的流动感觉。

柔和的腹部，容纳的腹部。看着自己一刻又一刻地呼吸着。

感受在柔和漂游的呼吸。

吸进来。呼出去。就是如此简单。

认知和感受一刻、又一刻地相遇。

随着每个呼吸不断地改变着。

不要用力。

如果意识迷失了,轻轻地随着呼吸把它带回腹部。

不要控制呼吸,只要用清楚的意识在小腹上容纳它。

如果其他的感受暂时侵入——你感到身体被地心引力往下拉或一段不愉快的经历流过——只要看着这些,让感受漂游,回到完全的认知,注意到呼吸自己在软腹中呼吸。

感受一刻又一刻地随着呼吸升起并被消解,最后都被呼吸带进腹部。

思绪会不请自来。

看着它来,看着它走。不要抓住任何东西。

思想就像泡沫一样在脑中浮游,升起来又消解掉。

温柔地回到每一次吸气、每一次呼气的感受。

正念的呼吸就在柔软的小腹中。

认知正念在接收越来越多细微的感受,这些感受在每一个凸起和凹下的肚腹中闪现。

观察每一次吸气和呼气时软腹中的感觉。

温和地。

每一刻的感觉。每一刻的呼吸。

思想、感觉漂游在软腹中,正巧就在呼吸的旁边。在柔和的肚腹里有给一切的空间。

为生而准备的空间,为健康而准备的空间。

而呼吸就在这穹苍中自我呼吸。

9　做一次神圣的呼吸

To Take a Sacred Breath

圣灵(Holy Ghost)这个概念,根据希腊原文的诠释是建立在神圣的呼吸这个想法上的。呼吸将外在沉重的身体和内在的轻(光)体联结起来(请参考死亡冥想一章)。一种叫做感觉(sensation)的东西轻拂沉重肉体的神经而被内在认知的轻(光)体接受。呼吸使我们认知的轻(光)体驻留在我们生就的肉体中,它在里面维持并且支撑着完美的源头。当呼吸停止,内外的连接中断,外面的沉重肉体渐渐萎缩,与尘土合一,而轻(光)体则自由地漂浮。总之,呼吸跟生命一样神圣。

通常我们对生命只有很少的信任,此刻我们呼吸着,下一刻却屏息而不呼吸了。恐惧常常很微妙地掌控着我们的呼吸,一会儿叫我们呼吸急促,一会儿又不让我们呼吸。就这样,呼吸常常只停留在意识的表层,我们很少做"自然的呼吸"(natural breath)。

有位练习冥想已久的朋友发现,当她越勤奋地想将旧的呼吸习惯根除就越紧张，最后她终于明白抗拒不舒服和苦恼的状态反而鼓励它们留下来，这叫做负向执着。她说："我常常走几个小时，为的只是想得到一次'自然的呼吸'。"有一段时间，她在自己的房间内全神贯注地来回走着，一直走到意识沉浸到心中。有时甚至出神了，连"专注"这个念头也超越了意识的层面，不存在了。心从呼吸中升起，而呼吸自发地让全身舒畅，集中在她腿上和胸膛里的疼痛感也消失了。这就是内在的康复，就在这一瞬间，身体内外实现了在完全平衡状态下的一种直接联结，那个想着呼吸或身体是和神圣分开的"精神的中间人"不存在了。

当呼吸不再自欺欺人地被自我意识控制时，外在身体和内在认知的体，以及心和头脑的连接就没有阻碍了。呼吸的自然波浪飘荡在神圣的宇宙中，呼吸者和呼吸合而为一，只有呼吸而没有呼吸者。现在甚至连呼吸这个念头都没有了，只有一个没有边界的存在漂浮着。只有呼吸这个存在。所有的专有名词全都消失在一个动词中：存在——无止境的如是(suchness)。

虽然存在(being)是自己在那里的，但是我们所体验的那个广袤的存在，仍依附着各种不断转变的心理状态。回到呼吸上，我们也就进入了在活生生的血肉之躯内的认知体中。

只要一次神圣的呼吸，就可以清除身体和头脑里一时抓住不放的东西。

做一次神圣的呼吸，就是允许存在的如是(也就是我们从不停止探索而被称为上帝的存在) 也就无声无息而自发地进入到了意识中。

当我们大大喘口气，放下某些东西时，小腹敞开了，神圣的呼吸就进来了。

10 宽 恕

The Use of Guided Meditatione

通往自由之路开始于结束没有活力的生活，结束未竟之事。结束未竟之事意味着结束像做生意一样的关系，却并不是什么都一笔勾销。这不是等待别人的宽恕和接纳，而是接纳他们和我们自己——包括那些不接纳我们的人。当我们带着真正的宽恕之心和他人接触，我们已经不再要求任何回报，未竟之事已经完成，然后我们像新生儿一样投入我们的生活；我们将每次呼吸都视为这辈子的第一次呼吸，观察每个想法，就当它们是这辈子最后的一个想法。就这样，我们完整地活起来了。

通往自由之路最初的步骤之一就是深化宽恕，也就是将自己内在的慈爱延伸到外面的世界。宽恕让通往自由之路柔和，也使过程中的障碍减少。它可以放下两种不同的欲望体系产生的痛苦抗拒，也可以在人与人之间的矛盾中作一个清楚的决断，就如同协调我们自己身上相互对立的观点一样。

和别人结束未竟之事的方法跟自己内在的整合是一样的。

用慈爱去治愈受伤的心灵,让宽恕和放下深深进入问题的核心。这就如同垂死的音乐家终于完成了"未竟的旋律",世人终于圆了隐藏在他的容貌表面之下的梦想和期望。生命中那种不满足、不完整和经常的愤怒只是生活的一部分而已。

如果我们一路走来,一直惦记着未解决的问题和旧创伤——被我们自己的身体、朋友、世界背叛——我们是很难放下的。我们一直既抗拒又拥抱那些未解决和未完成的事情,矛盾的心情使我们进退两难,看起来我们必须放下相当多的包袱才能回归自然的开放心态。而宽恕就能让那些执着轻轻地溜走。

理论上最理想的做法,就是放下愤怒、恐惧或罪恶感等沉重的状态。但实际上我们发现,我们对那些感觉的认同已经深深扎根,并不容易将其连根拔除。在我们有能力"用正念"拥抱这些感觉之前,让它们在慈爱的认知中漂游,不要有任何坚持或责备它们之意,考虑一下,做宽恕冥想的练习也许是非常有用的。宽恕展示了放下的潜能——一个张开双臂的接纳,用慈爱为那总是不太友善的头脑松开紧握判决槌的拳头。这将带来出乎意料的康复。

宽恕使我们放下一些痛苦——它们是愤怒和害怕的帷幕,过滤掉所有东西,只在头脑里留下肤浅和绝望的思绪。宽恕减轻了执着,并且允许骚动不安的头脑更深地沉入健康的心中。

培养宽恕的能力,可能使我们从批判意识这个古老的桎梏中得到解放。宽恕允许愤怒漂浮在慈爱的认知里。和软腹一样,宽恕为我们的生命增加了空间,也是无挂碍之心的自然表露。它解决了身心分裂的问题并且使头脑超越它自己。如同慈爱一般,它在意识中培育了心的空间。每天做练习,宽恕会为头脑打开通向怜悯的心扉。

当我们开始做宽恕冥想练习的时候,首先要注意罪恶感会不请自来。重要的不是把宽恕当作驱赶罪恶感的工具,也不是用宽恕让那些不宽恕的人屈服,而是要把宽恕当作消解障碍的工具。一开始，当我们默想着某个情景时，可能会很强烈地感觉自己一点儿也没有错，所以："为什么要宽恕别人或求别人原谅？"然而情绪不是这么理性的，甚至，要求情绪理性本身都是非理性的；情绪有它们自己的生命。我们请求宽恕或宽恕别人，不只是因为我们受了伤或做错了什么，而是为了我们自己的健康。我们再也驮不动那长久以来被我们捎着的愤怒和罪恶感了。

但是无论如何，最重要的是我们首先要探究哪一种宽恕可以促进健康。我们不可以试图用宽恕的技巧去隐藏愤怒和恐惧。强迫自己去宽恕，也就是说企图用不清楚的认知去原谅，是不会有效果的。宽恕的技巧只有用在适当的时候才是非常有力量的。在那有极大力量的宽恕碰触我们最深的内在之前，我们必须专注地清楚认识自己的愤怒、不信任和那些我们仍然紧紧抓住不放的情绪。我们不可以用宽恕取代探究内心封闭的工作，在康复这件事上，宽恕只是副手和盟友。

如果一开始就对宽恕觉得怪怪的，那么请记住宽恕并不是赦免造成伤害的行为，而是用慈爱和仁爱去碰触那个制造伤害的人，我们不原谅谋杀的行为，只是可以减少一些恐惧，把心房开一开，带着理解去接触这个杀人者。宽恕是利己利人的事，它用新的慈爱和理解接触我们自己，也带着相同的心态去判断别人。我们能够原谅别人的特性，也正是长久以来我们判断自己的特性。宽恕治愈我们，让我们回到心中。

向别人敞开心扉是自我治疗最重要的工具。而且，在宽恕冥想中，宽恕有可能千里传情然后被认可接受。不过，此冥想的最终目的并不在此，事实上，等待这种认可乃是未竟之事永存的最佳实例。等待任何事总是会制造"未完成"的一种感觉。宽恕之所以能够了结一些心结，是因放下了隔离人心的盔甲。有位老帅说："只要有两颗心在那里，未了情就存在。当两颗心合而为一，心会从四面八方向自己耳语。"

做任何一种冥想的时候，我们内在的自然智慧会认识到另一个他们能主导的更深一层的健康。冥想帮助我们利用生来就有的伟大的康复力量,亦即我们对上帝的怀想来引导我们。宽恕冥想因为在形式上相当有力量而最常被练习,透过冥想我们发现健康的另一种样貌:与我们一起练习的患者开始直接将宽恕送到病痛的核心,他们发现到的是完全的、柔和的和持续的拥抱。

许多感到被身体背叛的病人,是因为他们想把自己的身体和心分开,将魂驱逐出境。过去他们常常用指责和深深的愤怒来对待病体,现在则学会让宽恕这个小小的奇迹来充满他们的身体和头脑。他们将冥想变成生活的一部分,开始把宽恕送给肿瘤、心脏病、还有艾滋病,并且发现过去责备、愤怒的战场,现在有了和平。不再依赖过去,他们由衷地带着所需之物进入那个需要的地方。认知的海洋将他们的足迹冲走,不留下一点点他们走过的痕迹,只留下此刻他们脚下的泥土。在这清醒的瞬间,那些要找的东西就被找到了。

当我们可以用慈爱和软腹去接受早先令我们愤怒的事物,未竟之事就完成了。等待任何回报,甚至于接纳或理解,则未竟之事还是未竟之事。但当我们不期待任何回报并且接纳别人——包括我们自己——甚至是那些不接纳我们的人,那么就没有什么东西或什么人能将我们的头脑和我们的心分开了。

培育宽恕的能力,可以软化纠结在一起的思绪,并且放松僵化的身体。它将使治愈过程变得非常人性化。

在最深层次的宽恕中,一个人会发现根本没有所谓"别人"要我们原谅,只有一个彼此互相分享的存在。这样,我们就会体验这颗心、这个头脑里面流动的一切。

许多年前,面对生命中一个非常难过的时期,在红树林内的一个小湖边,我独自一人练习着宽恕冥想,最后练习的人消失了,一切都变成了宽恕:树也变成了宽恕,大鹅卵石、小池塘、在我球鞋边爬行而过的蝶螈都成了宽恕。全世界都变成了海纳百川的爱。在我意识深处有个声音轻轻地说,我已原谅我自己所做的一切。而另一个念头却说:"是的,但……但这是不可能的。有那么多我做过的事,都被原谅了吗?"对这个疑问,心回答说:"你完全被宽恕了,所有一切都已完成。如果你还要挑起那个旧伤痕,那也是你自己的决定。但从今以后你是被原谅了。"接受并且让如此伟大的仁慈进入心中是多么困难——但是,啊!自由了!!

宽恕冥想最美的部分是,它永远不会出错。柔和地进行整个过程,选择小痛开始,不必虚张声势!如果宽恕不能在此刻浮现出来,我们就要确认是什么阻碍了宽恕,接下来去认识心中的阻碍,深入了解它们,打开门迎接它们,这正是愈合需要的过程。继续不断地做宽恕冥想练习,新的自信就会产生,渐渐地会明白我们是多么努力地用恐惧来武装自己,也会很清楚地知道我们的内在是多么的不完整。宽恕是一种有时会使我们觉得"真的有这么好的事?"的练习。宽恕是心送给头脑的一份礼物。

11　宽恕冥想导引

A Guided Forgiveness Meditation

（缓缓地念给一位朋友听，或默念给自己听。）

开始考虑一下"宽恕"这个词可能是什么意思？宽恕是什么？把宽恕带进一个人的生命、一个人的头脑中，会是什么意思？

开始慢慢地把某个你对他有些怒气的人带入你的头脑中。轻轻地让一个画面、一个感受，以及对它们的感觉，将它们集合起来。

就是此刻，邀请它们进入你的内心。

注意看一看有没有任何阻止或否认它们进入的恐惧或愤怒在心头升起，柔和地对待所发生的一切。不要用力，只是体验一下用真心去邀请这个人进入内心。

安静地，在你心里对那个人说："我原谅你。"

打开一种他们就在你面前的感觉，然后说："我原谅你，不论过去你曾经故意或无意地用文字、思想或行为伤害了我。不管过去你怎样使我痛苦,我都原谅你。"

感觉一下你心中一个空旷的地方,它一定充满了宽恕的可能。

放下那些围墙、愤怒的帷幕,让你的心获得自由,让你的生命获得轻松。

"我原谅你对我的伤害,不论是有意或无意,用行为、文字甚至你的想法,透过你所做和不曾做的,我都原谅你。虽然因为你,我才活在痛苦中,但我原谅你。我原谅你。"

把某个人从你心中拿开是非常痛苦的。放下这个苦。至少让他在此刻和可能的宽恕接触。

"我原谅你。我原谅你。"

就让那个人怔怔地站在那里,让他站在你温暖和忍耐的心上。让他们被宽恕,让慈爱和怜悯溶解你们俩之间的距离。

就让它这样。

现在,我们已了结了许多未了情,许多心结都消融在宽恕中,那么就允许那些存在走自己的路。不要从心中催他们或驱赶它们,让它们自由行动,用祝福和可能的宽恕去陪伴它们。

给你自己足够的时间,不必急,让那个人离开,注意当他们离开时你的感觉。

现在轻轻把某个曾经对你生气的那个人,那个曾经拒绝和你靠近的人的影像和感觉带入你脑中。

就在此刻,邀请他们进入你的内心。注意看看是什么在阻碍他们进入,排除所有的阻碍,让感觉自由漂流。

温和地邀请他们进入你的心,然后说:"我请求你的原谅。"

"我请求你原谅我。"

"我求你让我回到你心里,求你原谅我过去曾经对你的伤害,也许是有意地,也许是无意地用文字、用行动,甚至用思想伤害你,请原谅我。"

让自己被他们的宽恕感动,让自己被原谅,让自己重回他们的心里。

对自己怜悯,对他们怜悯,让他们宽恕你。

感觉他们的宽恕在触摸你,接受它,把它带进你的心怀中。

"求你原谅我过去对你造成的痛苦,以及我的愤怒、我的贪婪、我的恐惧、我的无知、我的健忘、我的盲目、我的怀疑、我的混乱给你造成的伤害。不论我曾怎样伤害你,都请求你让我回到你心里。求你原谅我。"

就让它这样,让你自己被宽恕。

如果心脑企图用不仁慈的控诉、责难、批判阻挡宽恕,就看着这些不友善的意识状态。看一看冷酷如何与我们在一起。然后让这些不友善的执着被宽恕的温暖和怜悯软化。

就让它这样。

感觉一下他们的宽恕,当它触摸到你的时候。

如果头脑往回拉,接受它可能是痛苦的,看看这个冷酷的意识,用心慢慢把它淹没。让你自己被可能的宽恕感动。

接受宽恕。

让它这样。

轻轻地让这个人退下去,祝福他们走自己的路,也许只是千分之一秒,请和他分享这颗超越混乱头脑的心。

现在,温柔地转向自己的心中,告诉自己:"我原谅你。"

把自己和心分开是多么痛苦。

说:"我原谅你。"

对你自己。

从心底呼唤你自己,用小名叫你自己,并且说:"我原谅你。"

如果头脑用僵硬的想法介入,把自我放纵当作宽恕,或用个想法批判你,或者迫害你,去观察那份紧张,然后从边缘地带去软化它。

只要注视这个不友善的头脑,让宽恕去接触它。

让你自己再回到心里。

允许你被自己原谅。愿世界回到你心里。

允许你自己被原谅。愿宽恕充满你的身体。

感觉温暖和关心,希望你得到幸福。

看待你自己就像是看待自己的小孩:让自己被慈爱和关爱拥抱,愿你被爱。

看着宽恕永远在等你回归内在。

我们曾对自己多么无情,给予自己好少的慈爱。

让无情走开吧! 让你自己和宽恕拥抱在一起。

愿你被爱。

愿你被爱。

开始分享宽恕、慈爱和认知的奇迹。

和你周围的人分享这些奇迹。

愿每个人都被宽恕的力量触摸,因为所有的人都知道同样的痛,他们常常把自己推离他们的心,他们经常感到孤独和迷失。

用你的宽恕、慈爱和关爱鼓励他们,愿他们和你一样得到健康。

用宽恕分享我们的心,让我们的心是合一的。

愿慈爱向外扩散,一直到它包围全世界。

让全世界像泡沫一样漂浮在你心中,让全世界在那慈爱无限的海中悸动。

愿有情众生脱离苦难、愤怒、混乱、恐惧和疑惑。

愿所有人都知道他们本性中的快乐。

让全世界都漂浮在心中。

愿所有人都脱离苦难。愿所有人的心都打开,头脑清醒。愿所有人都平安。

愿天下苍生在每一个真实层面、每一个存在的地方,看得见或看不见的,都脱离苦难。

每一个人都得平安。愿我们抚慰世界,用宽恕一次又一次地触摸它。

让我们融合在宽恕与和平中，去治疗自己的心和我们所爱的人的心。

12　这是谁的生命？

Whose Life Is It Anyhow?

随着我们打开心门，与生俱来的智慧将会提醒我们保持平衡，去探究生命的本源。"至少，这是谁的爱呀？"

就像禅师一样精益求精，与生俱来的智慧问："你是谁？"

你回答说："我是……"这究竟是什么意思？

你的真实本性是什么？

所有我们在生活中体验过的，其实都有了改变。我们的每一个思想、感受、感觉、做爱、怀疑、争辩、每一次呼吸，都有一个开始、过程和结束。我们的身体也在改变，意识状态也在改变。我们所知的一切都是瞬间滑过的经验，只除了一个东西——存在的"啊"(uh)。当我们怀疑的现在得到辨别，我们才是存在的。

看一看你自己的体验。直接看着它。"啊"有一个开始和结束吗？或者这是一个没有终点、没有死亡、没有年龄的存在？

自从认知到我们有认知力的那一刻，就有一个隐约的"啊"的存在存在着。很难描述这个"它"，但却是可以直接体验到的。

"啊"需要出生吗？它会死亡吗？或者它根本就是那个海洋，涟漪出它而生，也被它吞没？

　　这个隐约的存在，这个"啊"，是我们一生中唯一永远体验到的存在。它就是那个改变在其中漂浮的空间。

　　当我们深入探讨"我是"（I am）两字所代表的意义，我们寻觅到"我"，看到人生无常，不停地要抓紧某人、某物、成为什么、恐惧、老去和死亡，以及时间。在"我"里面没有一件永远真实的东西。但进入"是"（"am-ness"）就只有存在了，不是"这个"，也不是"那个"，没有输、没有赢、没有胜利、也没有绝望。"是"就是"如此"（suchness），或者"如此这般"（thus-ness）——不死、不生、没有出生、不朽的存在本质。甚至用"啊"来称呼它都很危险。人好像上了瘾似的会让头脑带着走，非要为那不可命名的东西取名，这实在是那个经常处于惊悸中的"我"想要控制一切而造成的。

　　每一个人的"我"都不一样，但每一个人的"是"都相同。在这个世界上有许多人的"我的"和千百万人的"我的"，但是却只有一个"是"。真的，"是"的体验对那些已经存在的人来说都是相同的，就是那个"啊"。

　　我们都相信我们会死，那是因为我们已经相信我们已被生下来。不要接受二手资料，让自己去探究"啊"这个存在的精髓。"啊"会死吗？它是因为这个肉身的出生而出现的吗？或者我们的身体是因它而来？

　　我们一直相信人的存在依赖于身体的存在，事实正好相反，身体依赖我们，依赖这个"是"，我们的真实本性，因为它就是存在。当这个存在的光离开了，身体就变成尘土，是一个可以处理分解的东西。

　　这是一个神圣的循环，在那里容器是可以丢弃的，但装载的内容却生生不息。

　　我们出生之前"啊"在哪里呢？是什么东西住在被叫做"我们的身体"的这个难以捉摸的东西里面呢？什么是我们的真实体

（the Real Body），那个不出生、不死亡的体？

出生之体相对于"真实体"犹如思想之于头脑。真实体根本无体，它是认知之体。

它点燃意识，并且栖居着我们意识里的一切。

它制造存在的"啊"。它就是此生唯一的永恒。事实上，就是这个永恒创造了短暂的此生。

它大到连天堂和宗教都被它变小了。

13　一次神圣的旅程

A Sacred Journey

我们每个人一出生就注定有一次神圣的旅程，那就是伟大的复原。

我们都是神圣未知的探索者，也是当所有紧捉不放的真实都沉淀后，对存留的真实的探索者。

我们都走在朝圣的路上，是极限与超越的探险者。我们仔细探究这次旅程中漂游而过的过程和空间。我们将知与未知的摇摆区间标示出来，然后继续向前，跟着佛陀或居里夫人的足迹，越过恐惧之门，进入超越我们认知的空间。我们一步一步进入未知的领域，所有的成长都在此发生。当我们超越头脑的认知之时，也就靠近了那从心底升起的真实和健康。

我们把生命带入闪烁不定、变化无常的躯体去发现身体中的真实体，在那里，光芒四射之处正是珍珠形成之处。

接近这个本质，我们进入呼吸中的呼吸，这也是迦比尔说到神时所指的意思。

这使我们明白，我们的真实本性根本不是我们身体里那意识的亮光，而是那将亮光掷出来的火把。也不是那个有意识的一点亮光，而是那个把亮光抛掷出来的火。那个无形的存在"啊"和纯粹的认知是没有什么不同的。

　　我们生来就要经由探究这个有限的身躯去发现真实体，也是要透过探究这个有限的头脑去发现真实的头脑，更是要借由探究这个有限的心去发现真实的心。真心、真头脑就是我们的"真实体"。

　　神圣的探索在等着我们。这是一个从这里、此刻开始的旅程！它等的"就这么多"（just this much），这个一刹那的存在，这个千分之一秒的存在。这个旅程就是要去发现这个存在里的东西，在什么存在里面？这次神圣的旅程不是让我们要成为佛陀或耶稣，这次旅程要成为每当有人说到"我"时就出现的光。

14 以神之名

On Using the Name of God

　　我非常乐意使用"神"这个字,因为我对它的意义了然于心,而且它也无所不在。我不能否认这个字能让我的心吟唱起来。

　　虽然佛陀非常清楚"我"的假象和"是"的真实,但为了方便,他仍然使用"我"这个字。相同的,我明白没有哪个概念可以大到足够包含我们的真实本性,所以我用"神"这个字作为真理所带来的喜悦的方便指代。如果你要对"我"和"神"追本溯源,也会发现同样的喜悦。

　　我从不认为"神"像某个在天上可以被收买,然后给我们种种允诺的父亲,我比较相信神是一个让那些想法在其中漂浮的空间,以及让这些想法出现的能量。这种能量让思考在头脑中越过,就像推动着星星越过天空。在感受神的喜悦中,我感受到更强的感激之情,这种感激之情比得到馈赠的感觉或者从"老板"那里得到特别关照的感觉更加强烈。

　　我常常用"神"来表达那些无法用言语表达的东西。但对很多人来说,这个字跟恶性还有老旧观念紧密相关。我们很容易用别的字来取代"原始本性"(original nature)或"本性"(nature),有些人用"道"甚或"过程"来代表这个神秘和无限的存在。

在神那里,我们已接近存在的欢愉、我们"善的天性"(natural goodness)和来自我们伟大本性中的天籁之音。在"我"那里,是执着、迷失、自我想象,是痛苦、分裂、挣扎和困惑。没有任何一个名词是"真实的"。"我"不是真实,"神"也不是真实。真实就是真实。直接进入它,才能进入每个真实的本质。

15　练习的方法
The Way of Practice

在做灵修修炼之初，我读了一些有关佛教的知识，事实上，《薄伽梵歌》(Bhagavad-Gita)是我每天必读的经典，而我那些非正式的冥想大多数来自印度传统的练心术。

很快我找到了老师们，或者反过来说，他们找到了我，接下来我跟着他们继续做了好几年的练习。

这一段时间的练习非常充实，而且我的内在视野也开始拓展。尽管这些拓展非常具有健康的功效，但在内心深处还在呐喊着要更进一步。于是，我又开始进一步的练习。一位年长的诗人朋友，在泰国当了三年和尚后，带回了马哈希法师(Mahasi Sayadaw)所传授的毗钵舍那(Vipassana)，也就是正念冥想练习(mindfulness)。我立即感到这个比较正式的练习就是可以帮助我的头脑融入内心去的一个方法。但我也明白我的老习惯很容易将这些技巧变成一种控制和表现的工具，这些老习惯的背后隐藏着我内在的混乱和痛苦。我也认知到这个冥想可能是发自内心深处的方法，而非来自恐惧及支离破碎的头脑的实用方法。

当我开始正念冥想练习时，一开始似乎想得更多了。不过，正念冥想就是在新的明灯的照耀下，将意识集中在未经探究过的头脑里显露出灵感的那一刻。但让我烦恼的是，我发现我原有的头脑又机械性地被思考和恐惧卡住了，这种冥想会使我发疯。但是，另一个想法也出现了："想一想过去我用过多少愚蠢和笨拙的方法，例如苦行式的修炼、纵情酒吧、毒品麻醉或者滥交，想要逃离痛苦，那么正念冥想这玩意儿还能坏到哪里去？"所以我和自己商量，给这个冥想三个月时间，我相信到时我会看出它的效果。六个星期内，我原有的矛盾心态已经消失，我决定不再批判它而继续练习。于是，这个练习就自行运转起来，引导我单纯地从头脑互动的核心所在去观察一切的发生。

我面临的第一个问题是哪种坐姿比较适合这种长时间的冥想。瑜伽练习者那种把腿盘在脖子上的坐法是会打击我的士气的。但在练习的过程中，练习本身有"找一个自己的姿势"的能力，这很单纯，不需什么特别的注意，我就找到了让身体坐下来并且稳稳地保持安静的姿势。观察到姿势本身会因为坐着的地方不同而自然发生，我就选择了最简单、最轻松的坐姿——一个冥想的凳子。

一开始用这种可以跪的凳子，我就发现这是最好也最容易长时间保持姿势的方法。好几年来，这个姿势完全符合我的需要。可是几年之后，我发现跪在地板上、弯曲着膝盖的冥想练习使我的膝盖开始发软，关节也变得非常僵硬，整个坐姿令我极度的不舒服。膝盖长期疼痛已变得非常严重，以致久坐之后要站起来都非常困难，于是我决定要改变姿势。

冥想中有两种痛，一种在站起来之后马上消失，这是一种很深的纾解和释放，因为在冥想过程中专注的意识让人很紧张，随着冥想的终止，紧张和疼痛也消退了。另一种形态的疼痛，则是纯粹由于长时间的冥想打坐造成的。由于膝盖的疼痛是由早上的长坐引起,从而影响到一整天的修炼,我开始在一种叫作蒲团(zafu)的冥想坐垫上试验,这样我的脚就可以盘在身体前面,而不是被压在身体下面。

这样的打坐非常有效,也持续了好几年。我又发现,一种"缅甸姿势"(Burmese posture)更稳当。这种姿势也是垫着蒲团坐,但双腿不必盘起来,可以舒服地向前平伸。

可是一段时间之后,我的脊椎受不了了,特别是19岁时开过刀的部位开始很强烈地发出疼痛的信息。任何持续一段时间的冥想最终都变成坐在痛苦之上,虽然那是很有效的冥想方法,但身体实在太疲惫了。

因此,这一段时间我的冥想变得不规律,只好集中心力在我们天天接触的濒死陪护工作上,减轻濒死者的痛苦,这是当时唯一使我有成就感的工作。和坐在那里修炼正念冥想比起来,陪伴濒死病人,分担他们痛苦的工作,更是一种冥想。但无论如何,正念冥想有它自己的生命,不论是面临困难还是其他的冥想练习,正念冥想仍然主动进入我的灵修生活中。因此这种强烈的热诚也让我更加觉悟。

但是,经过二十年的正念冥想练习,我必须丢掉蒲团,将它换成椅子。

坐在椅子上,我发现自己有个羞涩的念头,它担心已建立起来的那个"坐在蒲团上的瑜伽行者"的形象被破坏。有时我会大笑那个紧张兮兮害怕跨越安全边界的念头,"如果我不能用习惯的态度冥想,我如何可以练习放下?"显然此时冥想已经变得非常安全了,它比较像是一个安全营地,而不是一个坐落在下一个峰脊外的探究目标。

我自己姿势的改变,其实也揭示了一些非常细微的内在习惯的改变。是那些老习惯死亡的时候了。我应该跨越做"一个佛教徒"的安全地带,进入完完整整的空旷的心的空间里。放下成为什么的执着,只为单纯的存在。

在一个安静的地方，当我们的心转向真实的时候，我们就是"佛"。我们是自我探寻与复原的同一家人。

坐在椅子上，我两手叠放在大腿，两脚平放在地板上，然后静静地呼吸，随着时间的许可，尽可能跟随呼吸深入身体里面，这个新姿势令我非常满足，也很有功效。也因此我可以延长每日静坐的时间，洞察力也跟着增加了。姿势是如此自然，所以坐在椅子上我也不会忘记呼吸还有那些飘浮在呼吸内的空间。

当冥想渐渐与心合而为一的时候，一个新的练习层次又会延伸出来。渐渐地，我的日常生活也成了我的修炼。

一两年坐在椅子上的冥想让我的脊椎状况恶化，如果不常常调整姿势，连坐上五分钟都不行。

随着身体状态的变化，尽管已经开始修炼使用慈爱去认知去满足头脑的要求，但练习的方法还是会改变。我不再坐在椅子上，而开始在床上侧卧冥想。

几年前的关键时期，我开始将我们和朋友以及病人一起使用的康复冥想加以精炼和持续应用。每天我都将健康的慈爱以及认知直接送到不舒服之处，身体便慢慢康复了。

现在我又可以在椅子上坐相当长一段时间，甚至也可以在蒲团上坐一会儿，但是我没有忘记这个过程叫我听从身体所发出的信息的教训，我继续侧卧床上冥想。每天我的心都处在清醒的认知之下，一觉醒来我就注意吸气或呼气，并且持续做更深地吐纳。我从来不"等待做冥想"。

一开始，我们对探究宇宙的本质抱着多么殷切多么巨大的希望，但后来却又变得那么渺小，它就适合"这么多"。

16 选择一位老师

Choosing a Teacher

做一个全人比当个圣人更困难。因为这意味着不可以对任何一件事避人耳目或压抑下来。这就是希腊的佐尔巴(Zorba)所说的:"做人根本就是一个灾难。"

哈佛大学的几位心理学家曾带着心理测验的装备到印度去评估一些在灵修方面有很高造诣的修行者的心灵状态,他们发现有几位已经"接近证道"。许许多多未了情已经被他们用很有效的技巧和长期累积的专注力"一层一层地铲除"了。这些修行者在自己的系统中都是某一技巧的佼佼者,但是他们称不上所谓的"全人"。对于那些埋藏极深、尚未解决、尚未整合的事情以及童年所发生的事件,如亲密、控制、权力、性还有恐惧等等问题,他们都是解决的高手。但是他们并不是那种可以不费力气就能表达,还拥有一个完整开放的心胸和意识清醒的人。

克里希那穆提(Krishnamurti)曾说:"圣人不是一个完人,他们多半相当神经质,他们的发展只有一边。如果你教会年轻人倾听、学习和观察的艺术,你已把所有都教给他们了。"

在与一位喇嘛和哈佛大学那几位心理学家一起参加为期三天的灵修心理研讨会上,我一次又一次被那位喇嘛感动。他说:"仁慈是我唯一的宗教。"是的,他确实这么说:"我们活着可以没有宗教,没有静坐冥想,但我们不可以对人类无情。"

人的头脑倾向于将完美投射在别人身上,而将不完美投射在自己身上,所以当你在选择老师的时候,要深深地认识到,你应对被传授的东西而非老师本身保持崇拜。听从心的召唤,它会在时机成熟时叫我们去"寻找教义",而且也会在适当的时候叫我们离开那个老师,跟佛陀一样,我们也要向前寻找下一个教义。但是有些老师会教出不好的学生,他们使用一些编造的自我牺牲的故事,或者一大堆僧伽或三宝之类的名词来"把听众留下"。因此,要留心这种老师。

你可能会听到有些老师选择性地引述佛陀的话,说:"百分之九十的修炼是僧伽。"没错,对那些正努力突破表象的人来说,"集体修炼"有时候是相当有价值的。不过百分之九十?!!我想比例太高了。我们每个人的工作都是在心中"单独"完成的。也许是这位老师对权位的欲望,加上我们一般人对完美的家的渴望,使我们疏于察觉,被这种言论吸引了。一起修炼是一个好的建议,不过不要太夸大它的作用。

当我们明智地选择了一位老师,这位老师应该是被欣赏的人,而不应该是会增加我们自厌心理和不安全感的人。我一直很喜欢听亚历山大·大卫·尼尔(Alexandra David Neal)述说她在20世纪初在西藏旅行时所看到的情形。她说,学生们会选择老师们的智慧来学习,而不会去学他们的个性或社交能力,如果有一位特别的老师,他百分之四十的时间都是醉醺醺的,学生们会认为那是老师个人的问题,然后只跟他修炼余下的百分之六十。他们很明智地选择教义去学习,也小心地辨识老师的智慧。

老师是我成长中不可分割的部分,但是至少有一次,他们给了我一个不合我心的劝告。他们对基本教义的执着、害怕亲密关系、精神上的对抗，还有个人的需要偶尔也都会蒙蔽他们已经相当明了的眼睛。对于他们每一位，我都给予无上的敬意，但是我自己会继续像"神的愚者"（God's fool）一样，用心在道上。

选择老师时，一定要记得那些要做的艰难工作，而且要一辈子记住。在我修习许多年的南传佛教的传统中，"上师"（guru）这个字是不被采用的，但另一个名词"精神上的朋友"（spiritual friend）则是受欢迎的。"精神上的朋友"就好像一位好的治疗师，"安慰受困者，扰乱安逸者"，不过，不要停在那里。他们走在你之前，所以沿途可以指出何处有陷阱，何处可以驻足喘一口气。他们是你成长路上的榜样，给我们建议，教我们如何从被捆绑的头脑中解放出来，向心靠近。但是如果你把完美投射在大多数的老师身上，你将会失望。许多老师，虽然在某个时刻提供"完美的教导"给你，但他们可能不是一个完美的人。实践他们的教诲可能帮你成长一大步，但是否定你自己内在深层的感觉，会使你远离了那个"内在的小而镇定的声音"，而这个部分也正是那些老师们自己必须去探究的。要信任你对那个老师的感觉，你可能是对的。我们都走在边缘上，选择为你的心提供养分的东西，把其他的丢掉。

当你开始看待自己如同看待你唯一的小孩，当你对那发狂的头脑有正念的慈爱，当你把生命当作是成长的契机，当你想到"启发"（lightened）多于被启发（enlightened）时，当你承诺你不在任何一个地方止步时，你的旅程就会超越我刚才所说的一切。

佛陀去世之前，他说："做你自己的明灯。"

你就是道路。

17 头脑的探索
An Exploration of the Mind

我们让头脑决定我们不是谁。头脑里的念头时时刻刻产生和消失，思想、感觉、知觉、记忆在头脑中闪过，充满了想象、被遗忘的片段和情绪的残渣。

我们体验的即是无常——某一刻的气味，转变成某一刻的味觉，随即消失在接下来的记忆里，消失在判断中，消失在好奇、思考、欲望和感觉之中。

探索头脑的首要内容，就是认知的对象，比如说，我们在嗅什么？在想什么？听到了什么？忆起了什么？探索头脑就是在探查所谓的"自己"(ourself)——我们的思想、感觉、欲望和恐惧等等。

接着当我们变得熟悉这些总是变化着的精神意象，并能够去接近那些我们不健康的执着中最具抗拒力的东西，微妙的平衡中就会发现它正在做自我的改变。当我们观察思考如何结束，进而看到那些最"私密的"形象和感觉如何机械性地不请自来，我们就已经开始探索头脑了。我们直接体验到头脑里那些不断扩展的内容创造了这些过程，而我们进入了意识本身的流动过程，这个过程就成了焦点。

当过程成为探索的焦点，我们就看到愤怒不再是头脑中的单一状况，而是不断累积扩张的东西：一刻的挫败感、一刻的欲望、一刻的骄傲、一刻的害怕、一刻的担忧、一刻的怀疑、一刻的不信任、一刻的攻击，而所有头脑的状态就是如此（such）。

我们看到头脑中的认知对象如何一个接一个被认知的光照亮，并创造着我们的意识。

自然地，我们会更仔细探究所有在它的空间里发生的东西，认知本身因而变成被察觉的对象。我们就这样探索头脑的伟大所在。

探索头脑，我们所看到的都是条件反射的作用。我们所看到的都是旧意识。被观察的是观察者，我们用全新的方法去认识生命。不要逃避，也无需抓得更多，直接进入我们自己的生命，简单地去看我们想象之外的欢乐。

对这一切来说，存在着一个意料之外的动力。我们放下越多，就越能体验更深层的真实，那浩瀚无边的"是"（am—ness），在那里面，我们小小的思想正在尽情遨游。

这个空的母体
认为它自己结实而大声——
并且爱它自己太少——
就这么漂浮在光中。

18 直接进入

Entering Directly

　　直接进入自己的生命就好像盲人一步一步摸索着进入每一个片段的核心。禅宗第五代祖师弘忍说，体验所谓"自己的生命"，就像夏日云间透出的光。通常那一闪而过的光来自很远的地方，然而我们还是感激它的存在。健康地向光明走去，我们会认识到生活在"远方"，让旧头脑中的感知方式将生活的"如此"与生活拎开，会让我们多么不满足。我们很少能看到我们如何看待事物。

　　可是，生活中生命的痛终究会成为一个"中介者"，介于恐惧僵硬的头脑和有耐性、有空间的心灵之间，使那个非爱即恨，天生具有分裂倾向的二元意识无法忍受。我们渴求这种完整。

　　接下来，我们心中深层的认知开始走近我们，穿越那遮挡光线，朦朦胧胧压抑着我们的雾气。最后，我们进入光的本身，并超越它，到达将光放射出来的那个能量中心。

　　通常我们总是把当下反射出去，而不是拥抱它。头脑从一个对象跳跃到另一个对象。认知很少进入对象之内。当我们思考的时候，我们很少知道我们在思考。事实上，我们总是迷失在思索当中，错把泡沫当洗澡水。

旧头脑很像是一个胆小的将军在成列的士兵之后发号施令，穿着体面的军装在寻找安全，又假装在创造历史。它不是进入当下，而是为当下作诠释，既非难战场上的新闻，也非难天堂中亮丽的景色。

要直接进入当下，我们必须超越那些限制着直接去感觉的东西。要直接进入心灵，一个人需要去探求是什么在限制这种探求。直接进入的第一步常常是处理那些抗拒直接进入的旧头脑。恐惧操控着当下，除痛苦之外，它怀疑一切。

要直接进入，一个人首先要做的是直接进入那些限制这种进入的东西。首先我们进入抗拒，我们那个想留在麻木和昏睡中的欲望。

向我们封闭的心开放，这才是一个公平的游戏。如此我们才能开始身体的探究，才有可能直接去接受知觉（sensation）。时时刻刻用认知的心与感觉相遇，就会看到"身体"都只是头脑中的一个想法。身体的直接体验并不是一种像手、脚、头这样的概念或想法，而是知觉中许多闪烁不定的领域。

直接进入"我的身体"，我们渐渐超越了和"那个身体"的分裂，开始摆脱无助感和孤独感。这样我们就进入了我们共有的身体。

当我们直接进入那些包括了"闪烁不定的身体"中的感觉时，我们就感觉到了一个极大的空间，在那里众多知觉出现，颤动，死亡。我们看着完整的身体、完整的头脑、完整的思想和知觉，在"真实体"——认知的体中，时时刻刻出现和死亡。

当我们直接体验到这个闪烁不定的身体的本性时，我们将会备受鼓舞，进入更深而且尚未被探究的头脑王国。这种坐在冥想垫上的探险，不需要别人的旅行指南，自己直接就去了。

一开始，我们被头脑中那些原始森林给吓住了。我们小心翼翼地开始在那一大片绿色的草地上寻觅，然后，专注地开始观察每一片树叶和小草，接着再仔细检查树皮上和树皮下的小细纹。让我们直接进入这杂草丛生的头脑中，去认识到这不单单只有意识的原始森林这些问题。虽然园子已被照料，明显的障碍物已被清除，但是根深蒂固的残枝还在暗中阻碍。不是痛苦的尖叫在扯我们后腿，更多的是害怕的低语让我们停留在痛苦中。让我们安静地坐在这深邃的丛林中，我们会观察到欲望如何背叛我们清醒的判断力，会看到我们是如何害怕得到可能的自由。我们那深藏不露的巨大能量也把自己给吓坏了，我们害怕自由会超出我们的控制之外，我们担心离开那些熟悉的障碍和借口。我们总是处于狭隘和恐惧之中，以免于让自己惊恐不安。

当我们认识到头脑用它很小的动作在抗拒、在抱怨，我们就将超越陈旧的观念，直接进入到我们抗拒的基础——恐惧当中。我们时时刻刻处于细微的恐惧中，并渴望安全感。我们看着一个个细胞都执着地将痛转为苦，而我们要放下这种执着，进入宇宙的中心。

最终我们注视着那个"注视者"，我们直接地、无条件地、无分别心地进入知觉（perception），从而明白我们所知有限。

对古代希伯来人来说，神是唯一可以亲近的，人可以在当下，但不能与神合而为一成为和神在一起的那个人。要找寻神那个可以分享的存在，人只需要反射在本性以及本性中的真实上即可。成为神，我们必须直接进入那个漂浮着神的探求者的本质当中。我们不是"知道"真实，我们就是真实。

"真实体"这个观念就和任何在头脑中漂过的思想一样不真实。或者我必须说，它就和任何思想一样真实，但不会更真。不过，"真实体"本身并不是一个观念，想象或幻想这些头脑的活动根本无法了解它。去思考那个真实体就只是一种思考；让人困惑和矛盾，就像人试图拥有一个梦中的影子。但直接进入我们伟大的自性，我们"真正"的本性，会使我们从错误认知的束缚中得到解放。要知道那个存在实在无法用语言文字表达出来，我们的真实本性实在不能小到可以被装入狭窄的意识中。而小小的头脑又有何能力去描述这个空间——这个存在的无穷的空间，就像一个在漂动的海浪中的泡沫，如何描绘大海？但当这个泡沫爆发了(带着爱和智慧)，它就成了海洋。

19 寻找当下的正念

Investigating Mindfully the Moment

正念即认知的品质,有了它我们才能和头脑中的内容联结,这就好像真心是慈悲和爱的本质一样,有了真心我们才可以对世界的需要作回应。当正念培养得好,心和头脑就合二为一了。

直接进入当下,生命才不会只是思想后的活动或前一个瞬间的部分记忆,这才能加强当下的存在。当下就是不浪费我们的生命。

1979年付梓的《逐渐觉醒》这本书阐述的是正念冥想的主题,它提供了使当下可以更好地被体会的各种方法。它探寻出一些方法,可以看见正在思考的想法,疼痛如何被视为单一的知觉;而各种感觉可以用头脑中变化的状态去认识。正念是突破看起来可靠的梦幻的方法,唤醒它们直接进入生命的当下。

当我们了解到是我们太认同思想和感觉(还有思想后的自己也使我们以为一切都那么真实),才使我们活在幻梦中,扭曲了自己的生命,我们就要将呼吸集中,在知觉的层次将注意力带入到当下之中。知觉不是思想，它们是无法用文字描述，在身体内持续不断变化，可以被感觉到的存在。它们是观察头脑中最细微的动作的最完美背景。

当我们转到永远可以和呼吸在一起的知觉层面时，就不会迷失在思想或情绪性的反射中。我们有能力直接回应当下所发生的事，看清楚思想就像漂游而过的泡沫，也看清楚感觉就像夏天浩瀚天际间的一朵云彩，我们为当下升起一股感激之情。在这里没有分心这回事，一切都变成觉醒这个磨坊内的谷物。

我们可以注意着鼻孔或腹部的呼吸。软腹正念呼吸冥想(the Soft-Belly Mindful Breathing meditation)将探究腹部的呼吸。在有意识地将注意力转到鼻孔呼吸之前，我注意了五年腹部的呼吸。两种方法都有独到之处，没有哪个比另一个更好。重要的是，不论你选择注意鼻孔或腹部呼吸，在冥想中不要变来变去。在练习的五年之中，我注意到这颗不肯休息的头脑总是在建议换个方法，但是，不要改变，要由认知本身来决定所要做的事，而不要被认知的对象左右。

让我们在当下将注意力放在腹部或鼻孔上，去感觉每一次通过的呼吸的独特性。注意每一次吸气所制造的不同感受。注意两次吸气之间的时间，也看看我们的本性多么憎恨被当作一个吸尘器，去吸收那不请自来的各种念头和想象。注意那完整的呼气，它如何开始和终结。完整的呼吸在完整的认知中。开始时，少数人可以连续不断地专注于呼吸六次。随之，各种念头会轻轻在脑际闪过，想象就会在意识的荧幕上升起，意识会想要跟这些想象漂浮入梦中，但这都是没有关系的，只要你认知这样的过程。每一秒钟都是独特的，带着清澈、不作选择的认知，让它们全然地表现着它们自己。这个认知既没有倾向也不从任何事上退缩，既不执着也不反对。甚至连"判断"这个举动，都被当作是另一个因为长期的性格障碍所引起的神经性抽搐，是旧的"逃或战"习惯的后遗症，是长期令人疲惫的好恶二元的内心挣扎。

所谓正念，就是当任何现象、想法、感觉发生时，你知道它发生了。正念并不想要掌控那个无常的头脑，反而像是将窗子擦拭干净，让我们精准地看看头脑中的天气；看看今天是开车下乡一游的好天气呢？还是最好留在家里（心里）整理散乱各处的事物。

呼吸在正念上，我们就将"存在"带入知觉的层次，并立即注意到一切都比知觉还多一些——最细微的想法都在它一产生时就被认知到，而最沉重的心情也在它最脆弱的时候被观照。每一件事物都以它本来的面貌不加辨别地被认知。在一个发展中的静止状态内，要注意"操纵"和"批判"的强烈意图，我们要不加诠释地看着头脑中漂过的一切。正念探究身体和意识中明显可以被注意到的各种感受和想法时，认知的能力会越来越强，正念有能力去倾听思想、感受和知觉中最微小的细语，可以发现呼吸中的呼吸、想法中的想法、感觉中的感觉。认知会打破"某人在思想"的幻影，而会认出我们的"某人"只是微风中的另一个泡沫。

正念一次又一次地将散漫的注意力带到呼吸里，并且认识那些随着呼吸而浮现出来的一切。不要被细小的"害怕"和"怀疑"吓着，它们只是漂过而已。我们所需要的是培养勇气和耐心，注意力集中并且保持专注、开放以及清醒。每小时做十二次深呼吸，使腹部软化，那些暂时卡在认知和呼吸间的各种感觉，和与这些感觉有关的各种记忆或对未来的想象，就会一次又一次地在它们的出现和漂游中拉带进认知内。

为了帮助我们活在当下，我们需要一个很温柔的自我体认，去注意它的本来面目。当思想产生，用心静静地看着"思想"，当害怕产生，用心静静地看着"害怕"。我们要知道每个当下都接受它自己有一点点被"认同"和"痛苦"所吸引。我们可以体认到"批判"产生的这一刻，批判本身也有一些厌恶进一步的批判。我们可以体认到批判允许它自己不被批判，甚至批判还"欣赏"自己占据头脑的每一个角落。

在瞬息万变中停留在当下,许多人会使用一种技巧,把刹那间在头脑闪过的内容作为感觉的一个低语。当批判的想法在脑中闪过,就注意"批判";或当不信任一闪而过时,就去注意"怀疑";或者当下巴像生牛皮一样硬了起来或牙齿咬住下嘴唇时,就注意"生气";甚至于那个常常变来变去的恐惧的心,当它偶尔迂回地溜进心房时,也要留意它。当我们真实地看它们的本性,"害怕"就不再可怕,"批判"也不再批判了,"快乐"也不会臭着脸离开。每一件事情都有它本来的面目,这样才行得通。

但是我们要注意旧头脑自身的倾向。正念呼吸冥想练习的目的,不是要将感觉锁在呼吸上,而是要利用呼吸作为转进当下的工具,这种练习和呼吸建立一种直接的关系。如果头脑察觉到害怕或疑惑在不停地活动,不要和呼吸抗争,而要允许认知时时刻刻完全进入这些没有障碍的现状,这和一个人要试着温柔地在呼气和吸气那时时刻刻的改变中停留,试着去培养不作选择的认知是一样的。欢愉的正念不会比生气的正念更快抵达天堂。正念的内容不会有好坏的分别,也不会有这一个比那一个更容易使我们得到自由这回事。对我们的真实体和真实本性来说,天堂太小了;真的,因为天堂在真实体的本性之中。只要抓住每个过往的瞬间,我们就可以从被过分描绘的梦幻世界回到真实的生活。

观察"无聊"或"生气"等等念头,我们会发现伟大的觉醒。真的,对许多人来说,在能够专心注视快乐之前,敏锐而专注地注视不快乐,是他们正念冥想练习中的初级阶段。想要用平常心及开放的心停留在随时来临的狂喜状态,可能需要相当一段时间,因为我们喜欢快乐的本性,常常会引诱我们抓住快乐不放手。

每一个从正念中出现的事物,都成为最好的一面镜子,让我们超越头脑中对内容上瘾的旧习惯,而有能力接受从每个内容反射出来的认知变成认知本身,认同不再紧抓头脑中的出现之物,不论是狂喜或悲哀都一样。我们不再把认知的东西当作认知本身，就如同太阳从月亮反射的光中认识到它自己的光，我们的本性也借着认知物展现了出来。

对某些旧头脑来说，它们会抱怨正念仅仅看着过往事物的发生会压抑自发性。但是，大多数他们所谓的自发性反应，其实只是一些强迫性的反应而已。当我们注视着当下，不去看另一个可能的发生，会增强呼吸的动作而不是窄化它们。这不是催眠，而比较像是一位老友很久以前指称的"集中催眠"(de-hypnosis)。这似乎有点像是把经验"摆平"的味道，事实是，我们让自己向细微更细微的存在开放，并发现我们平常体验到的"活泼生动的"思考，其实是认知的光芒所接收到的存在。

因为连被压抑的最细微事物都不会被删改，无意识也就有了意识，而且没有什么可以限制那不可限制的事物，没有语言可以形容那绝对的喜乐、自由及自由头脑中的平静。这也是开放的心灵的同义词，没有什么东西是抽象的，没有人为此而痛苦。

许多走在这条路上的人告诉我们："注意呼吸，放松小腹，将心打开。"这句话成了正念和慈爱的号角，使他们超越头脑和身体的痛苦，进入健康的更深的平安之中。

这种全神贯注在呼吸上的练习，开始时也许很困难，那是因为过去我们很少练习将注意力和正念放在呼吸上。所以一开始，我们很容易忽略了呼吸，而忙着做白日梦，并迷失在各种计划的、批判的、欲望的想法中。但是，渐渐地、耐心地，专注就均衡地发展出来了。接下来，它会心甘情愿去接受每一瞬间的本来面目。不要急，急有什么用？当一个人一脚踏入健康的路上，生命有了新的意义，时间就不再是敌人了。任何一步都成了值得注意的一步，在解脱中康复，带我们进入自由之中。这个每一刻的认知，鼓励我们全神贯注，允许我们在头脑和身体中与快乐及痛苦相遇，并且毫无恐惧也不做任何投射地直接进入它们。那是直接用自己的眼光去看自己，每一次都像是看到全新的自己似地迎接自己。这意味着我们进入了无常的流动当中：身体的脉动、兴奋、火热、冰冷、硬或软的各种体验。这也是各种不同的知觉在恰如其分的地方接受调查的意思。也是我们对那个被叫作生命的东西最基本的探究，连知觉和所有感觉流过的过滤器（译注：即身体）本身都要被检查。换句话说，我们正在朝新生命前进，没有榜样也没有预设立场，没有分别心，唯有带着慈悲的认知进入此刻，不是要探求什么东西，而是用一双张开的、接纳的双手，去体验生命本来的面貌。

这意味着靠近从零开始的"不知"，放下预设的态度，把长久以来使我们看不见或只看见异色的有色眼镜拿下来，去查看并检验这种查看，去感觉并检验这种感觉，去审视并检验这个审视的人。这就是直接进入生命的意思。它意味着无条件地去观察被条件束缚的事物。它意味着，在寻找那个神圣的浩瀚空间的过程中，我们注视我们的头脑，去看我们不是什么。

以本来的面目看待各事各物，执着于旧头脑中的认同就消失了。越多在意识中出现的事物在清澈的认知中漂浮，就越不会被错认为那就是全部的我。渐渐地，认知本身也会直接地被体验，我们就会看到意识在这个过程中何时出现，接着我们走向意识的源头，在那里我们可以重新和自己最初的本性相遇。

当我们明白"单单关注呼吸"的困难度，就明白头脑被称为"心猿"是不无道理的。头脑像猿猴在森林间乱窜——它在丛林里不停地想抓住下一个目标，却在抓住时转向另一个目标而去——它被看起来美极了的森林遮蔽了，既懵懂又无知。

当认知不停地被鼓励温柔地转回当下，看着所有存在的出现和发展，那些我们长久以来紧抓不放的短暂事物，终于在它们最细微的瞬间被理解了。我们不要任何会改变我们存在的方式，认知会自己改变它们，全新的路会自己去和每一步相契合。

随着我们的注意力集中，认知就会接收到未曾注意到的存在的律动。生命的旅程看起来不是我们要去什么地方，而是我们逐渐感激我们所处之地。我们所寻求的一切就在这一刹那出现。

旧头脑就是心猿，就是思考，就是对未知的动机作出的强迫性反应，也是不请自来的、机械式的、如梦的当下里迷迷糊糊的混乱和痛苦。新头脑是"就这么多"（just this much）。它是新的全心全意的头脑，头脑不必有所改变，只是用一个完全不同的方法和认知联结而已。头脑完全融入到了心里。这就是健康生命的重生。

也就是说："当你能看到'就这么多'，你就看到了全部。"如果你真能完全为这千分之一秒开放，为这个当下存在，一切都会显露出来。如果生命真实地活在当下，生命就会自己全然地活着。但如果"就这么多"还不够，生命始终将有所欠缺，旧的梦幻又会向我们招手。

练习正念的方法就和练习钢琴一样。当一个人学琴的时候，可能想："等到我真正会弹的时候如何如何"；也可能就在当下享受练琴的乐趣，每一天增加一些用音乐表达自己的能力，后者享受练琴的过程也享受音乐。可是有人对练习没有耐心，却梦想成为音乐家。有的人被同一个调子迷住，一次一次不断敲打几个相同的琴键，想要因此弄懂"钢琴"的本性。有的享受每一分钟的练习，有的却迫不及待要成为钢琴名手。当然，这不是两种不同的人，而是我们每一个人的两种不同方面。

所以，练习正念的方法同样有很多种。有些方法不耐烦地敲打着头脑，坚持要做一些改变。其他的则带着深刻的认识，轻轻地微笑着享受每一瞬间的放下、每一瞬间的发现。去攻击或克服头脑的意象，以达成头脑的清醒，还是可以达到一位长时间静坐冥想的修行人所说的"不慈悲的专注"（mercilessly attentive）。不过这种和头脑的战争会造成思绪更不耐烦、更具目的导向，也更痛苦、更自我。如果不用攻击而用接纳的心态去接受被认知的事物，我们慢慢地会从头脑、从死亡，甚至从"存在"移开，进入到那个宽广无边，无法描述的存在本身。

有些冥想者不用进入痛苦的方法去解脱痛苦，企图逃避痛苦,他们"打击"头脑中的各种事物想使痛苦消失。这种僵硬的练习,会让人过得不轻松,也是和自己过不去。在练习中用柔和的接纳法,头脑内的意象比较会有被认识的空间。各种知觉在头脑中浮现,也都被接纳,用这种温柔的方式去靠近头脑,在整个过程中带着欣赏的态度去培养敞开心扉所需的慈爱。如果我们的练习轻得好像呼吸中的呼吸,我们就会发现一个很精美的慈爱在无分别心的包容中散发出光辉,根本不必强迫改变,只要允许它发生就够了。不过同样,它也耐心地看着"强迫"的意图存在,不警告也不责备。

有一位老师曾说:"不要做佛教徒,做佛陀。不要做基督徒,做基督。不要做冥想者,做冥想!""我"是个动词,不是名词。冥想还不够,通向自由之路,有比冥想更多的事要做。有一位老师指出:"不要把你的练习留在冥想垫上!"要向世界的苦难伸出援手。冥想是健康的内在准备,是为了"直到最后一棵小草"都解除束缚了才停止的练习。

当正念被培养成功,慈悲的认知会像睁大了双眼的清教徒一样和世界相遇。它不会对任何事情提出批判或感到惊讶,没有任何东西是不清不楚的。它只是看着,不是从某个"中心"或某个"观点"来看,那样去看很容易产生"观看者"的旧观念,反而会使我们更痛苦。我们只要在广阔的认知中带着一份欣赏去看一切的发生和发展,时刻用开放的头脑进入那个"稳实释放的心"即可。

20　一个简单的正念冥想

——专注在呼吸和注意力上

A Simple Mindfulness Meditation
—Focusing on the Breath and Noting

（缓缓地念给一位朋友听，或默念给自己听。）

找个舒服的地方坐下，背部挺直但不要太僵硬。

让身体自然地呼吸。将注意力放到鼻孔，在那里呼吸能最清楚地被注意到。

将认知带到空气造成的知觉上，将它由鼻孔送进送出。

将注意力集中在某一特定点上。注意伴随着每一次呼吸的感受。吸气时，注意"吸"，呼气时，注意"呼"。让注意力将你留在这样的轨道上，留在当下。不要想什么，只要简单地认识，将心中的低语告诉头脑即可。

让认知在感受的层面安顿下来。

如果认知有所动摇，将它带回鼻孔。

要增加对正在发生之事的认识，静静地注意什么状态下"思想"将认知带走。如果判断出现，静静地注意着这个"判断"。

吸气时，注意"吸"；呼气时，注意"呼"，帮助你停留在呼吸的波浪中。注意容纳这些知觉的呼吸过程。注意呼吸进入鼻孔的感觉。

不要想这个呼吸。连看都不要看它。只要随着每一次独特的呼吸产生的每一个知觉在一起。就这样专注地呼吸。

响起的声音由"听、听"注意着；各种想法也被"思考"注意着；其他的知觉出现，就由"感觉"或"感受"注意它。让语言自然成为你自己的语言。注意大多数事物的出现及消失——在认知过程中，要让它在被贴上标签之前就消失不见。

认知中安静的各种感觉随着一刻接一刻的呼吸来了又去，不局促也不抽离。只有对那存在的单纯、慈悲开放认知。

清楚、准确、温和地观察呼吸。

感受在身体中升起。思想在头脑中升起。它们像泡沫一样来了又去。

每一个头脑的活动都按它自己的律动起伏或消失。不要把头脑推开；也不要在呼吸中将头脑抓住。只要轻柔地让认知随着呼吸起伏而出现的感觉，温柔地运转。

呼吸的认知在前面，也在后面，每件事情都照它本来的样子漂游而过。

每一次呼吸都是独特的——有的深、有的浅，永远在缓缓地改变。一次完整的呼吸被感知到进入、停留和出去。一次完整的呼吸在感觉的层次上被体验，被接触，注意呼吸进入和离开鼻孔的感觉。"吸进来"，"呼出去"。

呼吸自动自发。认知只是观察着。腹部柔软了。脸也放松了。肩膀轻了。身体没有任何地方是僵硬的。只有认知和呼吸。

只有意识和意识体，一刻不停地在广大无边的意识中升起和消逝。

不要迷失了。如果认知溜走了，轻轻地回来，不要批判，不要抓住不放，回到呼吸中。注意完整的呼吸，从开始到结束，准确地、清醒地让注意力从这个感觉转移到另一个感觉。

身体自己呼吸。头脑自己会思考。认知不会迷失在内容中，它会观察呼吸的过程。注意"思想"，然后回到呼吸的"吸"和"呼"上。

每次呼吸都是独特的。每一分一秒都是新的。

如果知觉从身体升起，让认知知道这个知觉。注意它的来和去。不要想着它是"身体"或"腿"或"痛"。单纯地注意这是个"知觉"，然后回到呼吸。

这个完整的过程是它自己发生的。认知只是观察在头脑和身体中升起与消逝的体验。感受这每时每刻的变化，每时每刻认识这种变化。

对感受的认知自来自去，只留呼吸，还有呼吸的认知。

向呼吸投降。去体验呼吸。不要试图从呼吸中得到什么。只是让认知集中在让它出现的知觉里。

接触点变得越来越清晰，随着呼吸的进出越来越强烈。

头脑伴随着呼吸而来的知觉，变得专注。

如果有想法升起，注意它们在头脑中像泡沫似地升起又消逝。注意它们，回到一心一意的呼吸。"思想、思想"。

如果感觉占优势了，轻轻地注意它代表什么，是"生气"？"害怕"？"疑惑"？"欲望"？然后温柔地回到呼吸上。

观察想法的进入和消逝；观察感觉或知觉的存在或消失。

不要想如何注意思想，只要让注意力自己注意它。

如果注意力开始介入，创造更多的思考，随它去，你只要全心全意回到呼吸上来，你只要清楚地认知到在知觉出现时是什么东西占据了头脑或身体。

深深地回到每次呼吸通过的最显著的部位

细微的知觉暂时占优势。思想占优势。每一种都清楚地在集中的认知中被注意到。

观察头脑的活动，看它们一件事接一件事、一个呼吸接一个呼吸、一个感觉接一个感觉地不断改变。

事情不停地出现又消失在广阔的头脑中、身体中。一个轻松、开放的认知只是观察出现和消失的过程,回到呼吸的知觉。

感觉更清楚地出现。思想更精确地出现——这个"正在计划的头脑",这颗"批判的头脑"。认知体验着它们的活动,不迷失在内容中。你要观察思想在广阔的头脑中通过。

这些字眼从无中升起;也消失在无中。打开整个头脑和身体中的空间,体验每一时刻的改变。

声音响起又走了。

感觉来了又去了。

所有我们以为自己是的那个人,不停地来了又去,像空中的泡沫,升起又消失在慈悲认知的广浩穹苍中。

21 注意力的一个注解

A Note on Noting

注意力是在心中对头脑中所发生之事无声的认识。注意力只单纯地停留在发生上,从不企图作任何微小的干预。它鼓励为健康而开放。它培育了诚实和不批判的品质,又培养对意识内容的认知以及持续在当下的状态。它将冥想练习由冥想垫带入生活中。它增强认知的持续性。它使身体和头脑联结,也是对当下直接的认识。

当思考引起对自己的认知,我们就安静地注意着"思考、思考"。这个练习的一开始,头脑和身体中最明显的状态会很容易被标记为"想法"、"感觉"、"痛苦"或"抗拒"。接着,当专注的过程更准确,在细微的认识上品质更好时,我们会发现它自然到连一个标签都不需要,只需要注意在过程中自然出现的东西——与其注意这个"思考",不如将注意力集中在"计划的"、"怀疑的"、"可爱的"或"害怕的"等等感觉上去。

一个想法对认知的"吸引"程度就叫作"执着"。成千上万个头脑里的片刻在瞬息之间闪过,并被认知,只有少数够份量、有磁力的片刻才能在意识内成为一个想法。这个有磁力的癖好源自传承来的个人的经历和个性,也是这个癖好的程度使我们去"处理"这个想法的内容。执着有正负两种,对认知中出现的任何事物抓紧不放或抗拒不要都是一种执着。注意执着,注意从一个事情到另一个事情的"喜欢"或"不喜欢",让我们觉察到"事件链"(the chain of events)的存在。确实,有一种正念的技巧不但可以突破身体和头脑中重重的帷幕,直接注视各种感受、思想和感觉,还可以特别专注在每一刻在头脑中出现的喜欢或不喜欢。

注意使认知保持在轨道上,它是认识意识活动的天气侦测器。它会感应今天是有百分之八十降雨几率还是看到拨云见日,它会感应到第一缕阳光,也会感应到第一滴雨。它是当下的当下,它是那去迎接雪花的张开的双手,目的并不是把雪花塞进口袋里。

注意力是在我们认同某个特定意识状态之前就认出它的一个过程,就像在慢慢被卷入一个漩涡之前先要认出它来。虽然要经过一段时间才能将注意力这个习惯融入我们的日常生活中,但它最终会点亮我们心灯的光,让偶尔沉重的心得以轻松下来。我们开始用一个新的健康态度和世界相遇,没有什么能让我们惊讶,我们会体验到许多阻碍,但也会用柔软的心释放"大惊诧、再次恐惧、再次愤怒、再次抗拒"。

注意力成了所有过去出现的事物的温柔见证者,它认识并且注意到改变的发生,它让内容本身在大的过程背景中被观察,于是我们最后看到这个过程背景存在于广大无边的存在中,也就是我们本性中那神圣的空,没有边界的心里。

注意力意味着不要再增加任何东西,就是当下"就这么多"。在千分之一秒中真实就被发现了。注意力甚至连默念也不是,它在感知出现,还没有被个人记忆的体验去诠释改变的时候出现。有一位长期打坐冥想的朋友说:"注意力是冥想者的尘世伙伴。

当你知道你在哪里,你就到家了。"

注意力使我们从冥想垫上走下来,在日常生活中注意伴随着我们的日常变化。它知道我们何时走向当下,何时离开当下。开车时它和我们在一起,吃饭或工作时也都一样,行、坐、住、卧都和我们在一起。它像一个老朋友似的提醒我们,要全神贯注。

最终注意力会变成各种状态改变时的自发回应。注意力带着单纯轻松的意识,从不分析或思考任何状况,也不给它们贴上标签——不制造更多的思考。

认识意识的流动:"计划"、"怀疑"、"期盼"、"迷失"、"害怕"、"欢愉"、"喜欢"、"不喜欢"、"羡慕"、"可爱"、"恨"、"希望"、"骄傲"、"护"、"迷惑"、"快乐"等等感觉。

如果注意力成了阻碍,就丢掉它,它只是一种技巧。当头脑清楚地知道自己在做什么,注意力可能成为"多余的东西"。如果注意力鼓励分析所注意到的事物而不是单纯地看着它发生,使意识活动更忙而不是更清晰,就把那种注意力丢掉。

当注意力的练习深入并成为我们习惯的一部分时,语言会渐渐失去功能,只有认识改变的内容本身存在着。如果我们费力地想要事情变得不费力,则注意力有可能变成使心绪痛苦沉重的工具,我们会很容易迷失在其中。尽可能地注意"害怕"、"怀疑"、"不信任"或"愉快"等感觉,才不会被这些较强烈的心绪带着走。但是,还是一样,你只要单单专注于事物的发生,不用语言,不再当"贴标签的人",也不当"注视者",取而代之的是直接进入那个过程——观察本身。

22 放下执着意识清醒地活着

Letting Go into Conscious Living

意识清醒地活着,正如意识清醒地死亡一样,让我们放下上一刻而向下一刻打开大门。当我们在几个星期的全心全意和呼吸接触后,在思想、感觉或其他身体上的知觉吸引走了注意力时,让注意力回到每次呼吸时鼻孔上的知觉,我们就能知道认知在从一个对象到另一个对象的摇摆,我们也会日益发现自己已在此刻的当下中。

当注意力已有能力轻轻地放下所有耀眼的事物所带来的吸引时,当我们学会不带批判地放下批判,没有恐惧地放下恐惧,没有骄傲地放下骄傲,我们就学会了放下的解缚的力量。

在每一个放下的瞬间,耐心和慈爱也加深了。放弃每一个瞬间的执着,心扉就打开了。当我们在这一刻放下思考、感觉、怀疑或狂喜,回到呼吸的知觉上,我们就欣然超越了旧头脑里的执着,信任那个"未知"的美妙时候,等着下一刻的来临。

在每一个放下的瞬间,我们就进入了生,缓和了死亡。

清楚地看着放下的每一时刻，我们毫不费力，也无任何需要，就让事情以它们本来面目出现。再回到思想上，看着思想像泡沫似地漂浮在认知的无限空间里。这个脆弱泡沫的薄膜，反射着我们的梦幻世界和头脑里的想象。

每一个放下的时刻，都让我们有获得进一步自由的可能，并且引导我们对下一个出现的感觉和思想作回应。每一个放下恐惧的时刻，都减轻了下一次所体验的恐惧。每一次允许知觉无阻碍地在身体的认知中畅游的时刻，都在引导我们回应而不是反射下一刻的知觉，不论是快乐的或不快乐的，喜欢的或不喜欢的。

在每一个放下的时刻，光明就在头脑和身体中通过。

当放下的时刻伴随着呼吸的认知，或思考、或感觉、或期望、或失望的感觉一起进行，我们体验到并且也能够将放下带入更深层次的存在，那就是做存在它自己。

在这一点上，当思想变成思考的，期望变成计划的，认知清醒地知道这些状况正在被访查。

如果一个想法或一种感觉一次又一次地被放下之后，又回到呼吸之间，而且持续不减，这时候，认知就要鼓励我们完全放下呼吸，而直接进入这个状况中，彻底地探究它的动机和强度，以及它千变万化的特点和它的过程。将注意力稳在这一刻，稳在呼吸的感觉上，如此可以探究此刻给我们内心深处的信息。如果注意力一再被一个记忆、感觉、欲望、一连串的思想、一些连续的事件引诱着离开呼吸，认知就应该完全被放在那个开放的过程中，去发现它详尽的本性，然后在熟悉这种本性的鼓励中放下。

如果认知放下呼吸去检验一个暂时占据头脑或身体的认知过程，头脑却从新的注意焦点散开，飘荡在日常琐事如洗衣清单上打转，没关系，只要这种散漫也被清楚地认知到就好。接着郑重地放下，让我们再回到鼻孔的感觉上，把刚才那团迷雾驱散。

请注意，认知要停留在突然介入的思想或感觉上，那困难度就和停留在虚幻式的呼吸上一样,但不论如何,认知就是要尽可能地专注于接受事物的本来面目。专注的呼吸是打开当下的基础,如此所有从头脑和身体进来的任何发现,都会清楚而仁慈地被接纳。

我们不是在和头脑作战,不是分神,也不是挣扎着非要呼吸不可。我们真正要做的事,是在它一开始时就向所有的发现开放,思想每时每刻都在出生和死亡,生和死就是这样地被接受,它们在根本上是超越生命的。头脑一刻不停地扩张到被我们放下的空间里面。放下所有,留下真实。

一次又一次地回到活生生的当下,我们注视着头脑里的内容漂游在不死的、不受伤的那个永恒的完整存在中。不要把被认知的东西当作认知本身。当事物出现时,用平等的意念、宽大的心和张开的双手去探究它们的出现。

一分一秒地观察鼻孔的呼吸,连最细微的呼气和吸气都不放过,呼吸里面微小的变化和头脑或身体中最细微的活动,都随时被注意。我们发展出一种不去选择的"放下"和认知,没有任何一个探究物比另一个更有价值,每一个都是完完整整地在不被干扰的慈爱和认知中出现和消逝。

加深对那些已浮现出来的认知过程的正念,不要试图去理解它们或治疗它们。洞察力和愈合力会自然升起。在柔软的慈爱中,"一个心甘情愿的存在"(a willingness to be)接受着呼吸,而且毫不选择地让头脑去表达它自己,用早先所不曾有过的深度来做愈合的工作。

在头脑中最细微的耳语中,动机是比身体的任何一个动作任何一个活动更早被认出的。抓痒的欲望导致抓痒的动作,让洞察力进入头脑内引发每一个动作的动机之中。而动机这个夹在欲望和强迫行动之间的媒介,在它一出现时立刻就会被很清楚察觉,那么由它所引起的无意识反应和事件链才会在当下的认知之光中被破除。

从我们生活中机械性的反应和不断在身体上、在世界上爆发的头脑战争中醒过来，我们就可能瞥见自己的真实本性，这千分之一秒的愈合会使我们终身受用不尽。

　　注视着无常的头脑漂游在永恒的空间里，我们会打破认同痛苦的上瘾症，并且在这完全开放的刹那去接受生命。我们最终将接触到在真实之下那个不死的本性。

23　正念冥想导引

A Guided Mindfulness Meditation

(缓缓地念给一位朋友听,或默念给自己听。)

让注意力进入身体。

让注意力移动到各种感觉集中的地方。

感觉坐在椅上的臀部。

感觉放在腿上的双手。

让认知去体验在身体中快速来来去去的各种感觉。

片刻的压力在这里,刹那的感觉在那里。

如实地接受这个身体。

感觉身体自己在呼吸。

慢慢地让注意力跟着呼吸集中在身体某处的各种感受。

感觉腹部,胸口、喉咙里的感受。

随着每一次吸气和每一次呼气,集中地观察身体上的感觉。

让注意力完全被呼吸带进去,并集中在鼻孔的各种感觉。

注意伴随每一次呼吸而来,是哪里被感受占据了。

它特别清楚地出现在上嘴唇吗？在鼻梁上吗？或在鼻尖上？

不管哪种感受最清楚，将注意力集中在认知上。

让认知进入感受当中。

清楚地注意内在的变化。

如果认知从鼻孔的感觉游走，而迷失在思考、计划或迷惑中，没关系，不要去判断认知的去向，直接注意头脑所有出现的，并且轻轻地让思考、计划、迷惑漂走，放下它们，再让注意力回到鼻孔上呼吸所带来的各种感觉。

如果判断出现，不要用判断去注视它。直接观察这个不请自来的强迫性的过程。

让这个过程展开在那里，注视着它，让它来，让它去。轻轻地让注意力再回到呼吸上。

培养鼻孔上的注意力，让它成为看守城门的守门人一样。

让认知注意到每一个伴随呼吸而来的感觉。

不要用力，也不必紧靠呼吸，只要让认知接受每个伴随吸气和呼气而来的各种感觉。

带着正念呼吸。

当一个漂浮不定的感觉被认出来，让认知更集中在这个感觉上。

也要注意吸气与呼气间的空隙。注意看有什么想法升起。看一看这个想法如何想它自己，再回到呼吸上。

注意在吸气的顶点和吐气的底部之前就升起的想要吸及呼的最细微的意向。

如果你注意到任何意向、任何欲望想要控制呼吸，只要注意这个意向，让呼吸在清醒的认知中自己呼吸就好，那一刻就会在宽容的接纳中飘走。

让呼吸自然地起落。

不要抓住任何地方。

单纯地观察。

单纯地接纳其间出现的体验。

不断地让注意力停留在每一次呼气中出现的各种各样的感觉上。

注意呼吸间的空隙，还有想要再次吸气的意向。

头脑时时刻刻都会用文字或各种影像从旁攻击感受那无言无语的背景。思考冒起又消逝，像流星一样。

我们要注意到，头脑最细微的活动正在对抗感受的安静流动。

决不要让思考在出现之后就被很快认出来，直视思想的机械式变化，思考不再继续无认知了。带着正念去思考。

让思考走开，回到呼吸上来。

注意任何一个判断，任何一个期盼，任何一个该发生什么的想法，思考越多，在认知的无边海洋中就漂荡着越多的泡沫。

不要想着呼吸，而要直接进入它。

让认知进入呼吸里，持续不断地感受知觉细微的变化。

当认知慢慢深入，注意呼吸过程中所容纳的各种细微的知觉。

让身体自己呼吸。

不需要控制或为呼吸塑形。明确又温柔的认知会进入每一个被接受的感受中去。

注意每一次吸气的开始、过程和结束。

观察中间的空隙。注意每一次呼气的开始、过程和结束，还有接下来那个呼吸间的空隙。

进到呼吸的质感中去，感觉它的平滑，感觉每一个刹那的冷和热。

深深地进入单纯的呼吸体验中。

不要想着要呼吸，直接进入那每时每刻展露的呼吸当中去。直接的认知会不执着、宽容地注视着一切的发生，从不试图抓住时间或逃开它，而是平稳真实地接受所有的变化。

只要去探究鼻孔上的感觉。

认知在哪里出现,那里的旧的一切都会有一个崭新的看法。

只是观看。

只是存在。

注视所有体验的片段。温柔地放下,让注意力回到呼吸上来。

正念在鼻孔上呼吸。

吸进来,呼出去。

专注在各种感受上,让当下就是当下。

没有分心。

当我们专注在这一刻就不会有分心。

让所有的发生都在它们的变化中很清楚地被注意到,都在这个思想和那个思想、这个感觉和那个感觉、这个知觉和那个知觉的刹那的消逝中被注意到。

每一刻的思考、感觉、身体上的知觉都会被注意到。认识这个过程的本性,然后宽容、温柔地转回到呼吸上。

当思考或感觉把注意力由知觉的层面带走,注意有没有别的事物正在被期待或盼望。让正念到感觉上。

回来,如果需要的话,一分钟十二次,回到呼吸上。

当思考出现,温柔地迎接它,安安静静地看着自己,看着那些升起的"思想"、"感觉"、"计划"和"判断"。

只是注视出现的东西,当它们出现的时候,温柔地将它们放下,让注意力进入呼吸中。

轻轻地放下,回到呼吸上,注意每一次吸气的开始、过程和结束。

注意呼吸间的间隙。

注意呼气的开始、过程和结束,以及它们之间的间隙。

注意它们的质感,探究任何压力的感觉,热或冷。

注意刹那的快乐或不快乐,注意这个感觉到那个感觉中间的喜欢或不喜欢。

有意识地让自己在广阔无边的认知中细微地呼吸。

注意可能"某人"正在注视所有这一切,允许注视去注视它自己,意识会在清醒的认知中展露出来。这是正念的过程。

只有认知和感受在每时每刻相遇。

甚至要超越"呼吸"这个想法,直接进入那意识的流动中。

直接进入。

宽容地,

温柔地,

持续地,

和它在一起。

让你在当下变成当下。

24 跨出第一步

Taking the First Step

注意力(noting)是工具之一，将我们的冥想"带离坐垫"，将我们的愈合延伸到"积极的冥想"中。

行禅冥想(walking meditation)时，我们不再去照应呼吸，而是把同样的专注放在此刻的行走的体验上。行禅冥想是一个很简单的练习，它要求将宝贵的注意力集中在每一步开始时的臀部、大腿、膝盖、小腿、脚踝、脚板和脚趾的感觉上。它和正念呼吸冥想一样，都是要集中注意力去注意细微的感觉。刚开始的时候，很慢，也很吃力——去感觉脚底板离开土地、小腿向前滑动、脚趾和脚跟很小心地放到地上来。注意腿的抬起、放下，每一步都小心翼翼。然后从头再做一次。当一个人已经做到在这种冥想中每一举步，他的注意力都很接近随步伐而升起的各种感觉，那么他可能要花好几分钟才能走过客厅，也可能在千分之一秒中就走了一英里。我们要去哪里？就在这里啊！

一行禅师(Nhat Hanh)写过一本非常好的书《行禅指导》(A Guide to Walking Meditation)，我们郑重推荐它。

25 冥想布鲁斯

Meditation Blues

有时它注视我的头脑

让我心碎——

自私冷酷

满脑的恐惧和批判

辱骂的低语

报复的幻想

胜利和绝望

一个习惯的呈现

如此无私

我们却非要占有它

不经意的残忍

甚至是有时微乎其微的

恐惧和欢乐
都让我们备受惊吓

有时它注视我的头脑
让我心碎

有时它不断破坏
久到甚至
用爱
去接触这种痛苦

有时慈爱甚至洗刷
麦克白夫人的双手①
让悲剧变为恩赐
让它价值无限

有时它注视我的头脑
让我心碎

———————
① 莎士比亚戏剧中的悲剧人物。

26 探究不可承受之重
与痛苦的情绪状态

*An Exploration of Heavy, Afflictive
Emotional States*

愈合伴随着认知而来,我们的投入越多,得到的自由越多。培育一个深切宽容的认知,愈合就会进入早先未曾被探究过的头脑与身体的层次。

当有时我们被称作"沉重状态"的痛苦情绪占据("大惊奇"!),我们会强烈地感觉到害怕、生气、罪恶、怀疑、混乱、贪婪、羞惭、欲望、残暴或头脑中高居排行榜前四十名的情绪干扰我们的思绪,这时,本章建议的探究会对我们有帮助。

这些强烈的情绪状态都有一个幻觉般的特性,它们都坚持自己比任何较晚出现的情绪"更真实",而且它们既吵又闹,并且强硬地让这种不舒服的状况越来越坏,还会持续到永远,就好像它们发誓要把我们烧成灰一样。但是,它们在说谎!事实上,我们体验的任何一种单一的情绪或思想都不会永远持续,它们都只是无常过程中的一部分,既不是我们所曾有过的最坏的,也不是最好的,它们都是不确定的存在。不要抓住这些发生的情绪不放，回到认知过程上，回到变化之流内，在这里面感觉是敞开的，它将会打破看起来很坚固的"痛苦"以及"痛苦的人"的认同。

可能要相当长一段时间，你才能带着小小的接受的心情，向那浮现在头脑中或身体内的长年的痛苦说："大惊奇，又是你！"然后将它们邀请进愈合中来。这就是沉重冥想的练习。要对"这个不愉快"建立一个熟悉和愉快的认识，并清楚这些沉重的感觉是可以治愈的。

确实，"感觉"这个词是有双重含义的，一种是情绪（emotion），另一种是知觉（sensation）。但这可不是语言随便的表达，它是联系精神体验和身体表达的洞察力。每一种情绪和每一种头脑状态都有一个相关的身体模式，它们是思绪在身体上能触摸得到的轮廓。

经常思考恐惧、怀疑、自卑、罪恶感等太容易被认同为"我的害怕"、"我的怀疑"、"我是自卑的人"、"我是有罪的人"，这是我们不可承受之重。我们要和这种状态分开，以第三者的身份来观看"这个害怕"、"这个怀疑"的过程。我们还不会有效地抓住这些感觉的间隙，很快地，无常的头脑就会向内产生各种想象。

但是将认知集中于身体上表现出的这些痛苦状况，我们会找到一条出路。过去我们无法专注在生气或害怕的感觉上，一分钟也不行，因为很快认同感就使我们变得生气和害怕。现在把各种感觉的内容摊开，并将认知导引进入身体模式中。不要和想象认同，而是和表达感觉的咬紧的牙齿、紧缩的小腹、僵硬的肌肉等身体上的反应靠近，如此我们就可以在当下停留一会儿，不像过去那样常常迷失在情绪中。

这个冥想可以减轻使我们感觉沉重的情绪，借检验它们在头脑中及身体上增加的分量，来消融对我们具有威胁性的状态。

这种冥想所培养的探究品质，让我们跟这些状态联系起来，而不是跟它们分离开来。对那些看起来牢不可破的沉重状态的探究，就像拿显微镜对光滑的石头作层层解剖。一开始我们在它光滑的表面发现了相当多的孔，接着更进一步，它水晶式的结构也映入眼帘。穿透进看似实心的内部，我们发现颗粒之间那很大的空隙，就像那闪闪发光的星座之间巨大的空间。进入更深，就是那原子宇宙空间。在这小小的结实的头脑和身体中存在那么大的空间，这空间大得足够认知渗透并体验它在头脑和身体最核心部分的自然空间。

27　探究沉重与痛苦情绪状态的导引

A Guided Exploration of Heavy,
Afflictive Emotional States

（缓缓地念给一位朋友听，或默念给自己听。）

当我们发现我们的心被头脑中的沉重情绪如害怕、怀疑、生气或骄傲遮掩住时，找一个舒服的地方坐下来，然后做几个平静而深长的呼吸，让呼吸进入身体。

虽然头脑中会有很多声音出现，就让这些声音那么漂浮着吧，看着它展现的势头。

让思想思考它们自己，就像循环的呼吸开始让身体松弛一样。

让腹部松弛地接受此刻。

在松弛的小腹中，已为它们留下了空间。

在这种松弛中，让认知自由地漫游在身体里，去探究身体的各种感觉。

注意每一个感到紧张或压力的部位。

注意感到压力或有动作的部位。

注意感到冷或热的部位。

注意感到刺痛、颤动的感觉。

让认知轻轻地接受身体。

头脑的状态和身体有关联吗？这种情绪在身体上有固定的模式吗？

感受这种情绪在肌肉、骨头或皮肤上的感觉，记住这个情绪状态在肉体上的印记。

探究胃和小腹的各种感觉，有紧张？有抗拒？有握住不放吗？

让认知慢慢移到胸膛上。呼吸很紧促吗？是否有欲望想要控制或屏住呼吸不放？

让注意力被各种占优势的感觉带着走。

探究这种情绪在身体上的反应。

你的头脑如何为这些感觉贴标签？这种感觉如何表达它自己？

它是不是叫作恐惧？是不是叫作愤怒？是不是叫作快乐？认识这个头脑的状态，注意它。

头脑里的每种状态都有它自己的特性，而当下它的特性是什么？

让认知探究在身体上时时刻刻不断变化的感觉。这些感觉有改变吗？

它们从一个部位转到另一个部位吗？在这个部位的身体状况比其他部位发出更大的声音吗？

是背部还是颈部？在肠子里吗？舌头上有哪些感觉？它紧紧地顶住牙齿了吗？或者和嘴的上方抗衡着？

它们在哪里抓住什么不放？头顶上有什么在发生吗？注意，一个部位一个部位地注意情绪的状态在身体上的表达方式。

检视那些不断涌现的思考所形成的围墙，它们正抗拒着在感受的中心出现的无言存在。

头脑和身体里的声音是什么？只是听，不需要回答。

只是接受。注意这些声音的唱诵，以及它们的强度。

让认知更进一步停留在对它的聆听上。

它是一种愤怒的声音吗？一种恐惧的声音吗？一种混乱的声音吗？

听听它的音调，是否有一个值得注意的意向隐藏在这个声音中？

这个头脑里和身体中的意向是什么，这种情绪的意向是什么？以及这种个性的影响带来的意向是什么？

它使你觉得好些或者更坏？它希望你好吗？它将你带向更接近你的本性吗？它接受你就是这样吗？

如果把宽容和爱带到头脑和身体中，会有什么后果？

它会拒绝放下苦痛吗？这是我们想要接受的辅导吗？它引导我们朝向整合或防卫？

在它的声音中有爱吗？是批评、同情或怀疑？

你只要这么听着。

就照它的样子接受它。

这种感觉有它自己的想法吗？

有一个它坚持你必须去的方向吗？爱在哪里？宽容和仁爱在哪里？

它们提供了什么样的治疗？现在，让注意力进入这个深一层的活动状态中。

感受它的能量、它的改变、还有在空中无阻碍的过程。

它是一个单一的情绪或是许多种不同感觉的混合？它是单一或不断变化的心情的表达？

也许你注意到许多不同的感觉。一刻的骄傲在另一刻的愤怒中消失不见。一刻的攻击性在另一刻的自怜中消失不见。一刻的批评在另一刻的无望中消失不见。

每种感觉不断地融化、消解，从这一状况到下一状况，让注意力集中在这个过程上，不再只是注意内容。

注意在看起来很顽固的头脑中变化的品性。

专注内在的活动。

让认知专注地进入一刻接着一刻不连贯的元素内，它们构成了你所体验的这个循环。看看建构这个体验中所容纳的多元的、细微的各种思想和感觉。注意这些非攻击性的本性，我们总是认为它们是攻击性的。

注意它们如何为自己叫屈。

注意它们如何坚持它们是真实时，也坚持它们会永远向前走，虽然它们一直不断地在改变。

注意内在重复的个性。注视每一种声音、每一个感觉、每一次知觉，看它们如何一个接一个自动地消融于无形。

看看每一种思想如何自然地结束。看看下一个思想如何自发地开始。

观察一下在头脑中升起的声音和下一次的感觉。

看看每一个想法在身体里如何进行，它们如何升起，如何消融在下一个头脑的活动中。

注意这个"剧本"是如何不断地展现出来。

让它在认知中流动。让它每一秒都在展现它自己。注视每一个心境如何不请自来、不断往复。

看看那个思想永不停歇的生和死。

观察思想如何思考它们自己。

注意感觉如何感觉它们自己。

给这些不断改变的感觉和思想多一些空间，让它们在松弛的身体和敞开的心房中多一些展现的空间。

让小腹自己呼吸。

让胸腔清明。

让喉咙张开。

舌头柔软，嘴巴放松。

接受当下的时刻，既不执着于当下，也不去责备当下。

不要改变什么。

也不必一定要做什么人。

只要留出宽容的空间给持续不断的发生去探究它自己。所有先前看似执着的思绪都已渐渐消融在空虚中。

注意当下的创造，接受它。

注视这个畅通无阻的过程，全心观察它。

让每一个当下的体验以它的意愿在空旷的认知中出现。

漂浮着，持续不断地展现在苍穹中。

注视在头脑中来了又去的思想。让各种感觉在松弛的身体中升起又消逝。

让它就这样。

松弛的腹部会注意最小最小的执着。

松弛的呼吸围绕着最微小的紧张。

接受。观察。让它来。就让它这样。

让它去。空出来。这一刻是留给解脱和愈合的。

如此，这个不执着的生命本身才会如此宝贵，如此完整地活着。

28 一次一件事

——一个意识的试验

One Thing at Time
An Experiment in Consciousness

　　一次做一件事，是将冥想和认知练习融合到日常生活中最有效的方法。和你手上的工作作全然的联结，将注意力集中在唯一的工作上，例如开车时不要听音乐，听音乐时不要看书或吃东西，吃东西时不要看书或看电视，看电视时不要看书或吃东西。走路时，去感觉你脚下的土地，用庄重的态度走路。吃东西时去感觉吃这件事，直接进入控制和指引整个认知过程的感觉和动机。一心一意地吃，就如同一心一意地走路和呼吸一样，一次做一个呼吸，一次迈出一步，一次吃一口。完整地体验当下"就这么多"的状态。

　　有一个故事是这么说的，从前有两个禅师在河边相遇，互相认出来各自所住的寺院相距不远，他们都想探探对方老师的道行高下。一位禅师说："我的老师是最伟大的导师。他会飞，可以在水上行走，可以闭气二十分钟！"另一个禅师缓缓地点头，微笑着说："是的，你的老师确实很了不起。但我的老师比他更伟大：

当他走路时他只是走路，当他说话时他只说话，当他吃饭时他就只吃饭。"一位师父有"许多"能力（powers），但另一位则有力量（power）。外在的能力是一个人的内在缺乏力量时产生的欲求，是自我（ego）那个可以丈量的迷宫，这种"能力"其实是个陷阱。更大的奇迹是单纯地生活在当下，有力量向当下敞开，在这一刹那中拥抱宽容和认知。

当然，有一位禅师边看早报边吃早餐。他的学生学习了一次做一件事这个信念，就指责老师说："你怎么可以边吃早餐边看报？"这个聪慧又很实际的老师回答："当我吃和读时我就只是吃和读！"

轻松点儿。如果房子里有小孩子，你大概不可能一次只做一件事，在这种情况下，那就一次只做六件事（或随便几件）吧！当你感到太紧张的时候，放松一下小腹。或者学学这位发现这个练习很难的母亲，她说："我的时间表乱成一团，我猜那么今天就是肚子日（放松的日子）了！"

一次做一件事帮助我们去记住我们不是谁。当你在洗碗、开车去上班、给婴儿换尿布、挖一个水沟、煮晚餐、做爱、思索一个想法，你专注在这个手上的工作就够了，在从一件事情到另一件事情的那一刻去体验你自己的身体、呼吸和不断变化的思绪。一次所活，"就这么多"。

如果"就这么多"还不够，那么就没有什么能让你满足。活在"就这么多"当中，就是活在神圣的当下中。

29　他问:"出生前你的脸孔
是什么样子?"

"What Was Your Face Before You Were Born?
He Asked

当内心爆发成火焰
历史完全消失
闪电击向
大海的每一个细胞

喔,在混沌之前,
当那双层的螺旋线
像旋转的叉子撞在一起
发出嗡嗡的声响
世界,从此紧紧串联

30　大　瘾
——一个错误的认同
The Great Addiction
——A Case of Mistaken Identity

　　我们一直以为自己对食物、酒精或性上瘾，但其实我们的头号大瘾是我们的头脑。我们以为我们是自己所想的那样——我思故我在。这种错误的认同使我们深受其害。我们把正在想的事情当成思想，以为头脑中的每一个声音、每一个想法都是真的。我们将意识中的广告照单全收，成为头脑的最大消费者，上当受骗到把漂游而过的乌云当作是无限的天空。我们就这样一直在思想的泥沼中让自己迷失。

　　只有我们真正去探究意识的本质时，才能打破对这种错觉的上瘾。当我们能够辨识认知——是(am-ness)，和认知物——一瞬间的嗅觉、味觉、触觉、想法、感觉、听觉等之间的不同时，我们就"进到自己的内在"，直接体验到认知如何制造意识，才不会错把意识当认知。最后我们会分辨出原来认知是观察体验的光，而意识则是那个被观察的对象。如果认知缺席了，意识一定无法出现。意识依靠认知才得以生存，而认知却根本不需要依赖任何事物,它是靠自己存在的,它是宇宙的基石。

很多人不明白意识与认知的不同,正如他们不知道思考和思想的不同一样。

当我们越体认到认知是我们真实的本性,就越不会被思想的内容吸引。认知切断了受制约的旧的冲力。我们越认知,越不会被错误的认同奴役。

耶稣说:"我是光。"他的光是那个我们本性中的"大我"(I am),他从不忘记他是神。

31 打破上瘾

Breaking the Addiction

我们对头脑上瘾。我们无意识地被事件链（the chain of events）带着走。我们一直在等，等到忧伤将我们淹没。

观察企图心那个执着的本性，我们会发现"重复尝试去要求"是人们强迫性地趋向追求更多快乐感觉的基础，也就是上瘾的基础。人人都渴望多些快乐少些痛苦，我们想从痛苦中解放上瘾，从而将这种欲望驮在肩上。

"是"（am—ness）打破上瘾的问题，"我"（I—ness）却喝了另一杯苦酒。只有在无限宽广的认知中，我们称之为"是"的这个存在，才能对我们的上瘾进行治疗和康复。

一般人都认为打破上瘾的唯一方法就是用更多的其他东西来取代上瘾的东西。当头脑活动安静下来，内心趋向神圣时，连上瘾都成为一种恩典。恩典并非永远都是快乐的，但它总会让我们更加靠近我们真实的本性。

上瘾会让人走入破坏的阴影中——用批评和自厌痛击自

己。当我们最需要宽容的时候,却往往对自己最不宽容。上瘾和任何一种肉体上的疼痛一样,都是内在忧伤的反射,跟忧伤一样,最先我们需要的是宽容之母来拥抱我们:"什么都不要做,把你的头靠在我肩上。"然后把自己完全投入忧伤中,这为上瘾的习惯提出另一种选择。我们的头脑总要去批评和谴责上瘾的行为,错误地将我们引入对内容的探讨,却忘了让自己在无限的宽容之中漂游。

当要自由多于要快乐,当满足的源头而不是镜中的反射物成为我们的追求,上瘾会好似楼梯间的横板,踏着它们可以将我们从欲望的痛苦中解放出来,转而沉浸在本性的喜乐中。

探究对小满足的需求,会使我们体验到"大满足"(the Great Satisfaction)。从强迫性的欲望中解脱出来,我们需要一个终止强迫性行为的欲望,这个欲望就叫做"最后的欲望"(the last desire),也就是前面曾经提过的"大欲望"(the Great Desire),那个引导我们向生命的真实走去的欲望。

因为渴望圆满的欲求长期以来都没有得到满足,我们就以追求成功来取代,以为成功就是圆满。可是成功也不容易,于是我们用食物、性或各式毒品来满足。但是没有哪个东西可以满足那长期未满足的深渊式的欲求。我们在小满足上上瘾,从而制造出更多相类似的需要。但是,我们最深的欲望一点儿也不妥协,它不会满足在这些小小的满足中,只有超越头脑能理解的真实才可以满足我们真正的"大欲"。所有其他的欲望都会被"大欲"消融,"大欲"最终将终止混乱和懵懂的冷漠。"大欲"会吞掉所有的小欲望,它从不守餐桌礼仪,而是和它的食物们一起玩游戏。

渴求自由的"大欲",引导我们轻松地和小执着玩游戏。它首要的工作就是,放下所有阻碍放下的事物。最后"大欲"会很快乐地和心融合在一起。

这并不是残酷地要求我们放弃享乐。这乃是通向喜乐的道路,而且这也是我们要做的最困难的工作。这个渴望自由的欲求,会让欲望在广大无边的存在中漂浮,就像所有在存在中漂浮的东西一样。这个存在认出欲望也是一个礼物,是一位不请自来想和我们分享日常生活的访客。把它看成敌人,房子就四分五裂了;将它看成是一次意外的怀孕,我们就会学着去爱它——我们的下一代。欲望不是痛苦的原因,只有当我们把欲望认同为"我"(me)时,它才成为痛苦的来源。当欲望被"大我"(I)捕捉住,痛苦就消失了。所以,当欲望被允许在无限宽广的"是"(am—ness)中跟其他自然的现象一起漂游时,它们将不再是我们的问题,而是我们要洞察的对象。

32 一份关于上瘾的私人记录

A Personal Note on Addiction

说了那么多有关上瘾的种种,让我再加上一个适当的声明:"说起来容易,做起来难"。对自己要温和,要不屈不挠,但是要将痛苦放下,平稳的努力是唯一的要求。而放下痛苦,需要从心开始,一直到头脑在绝望中被打败很久之后才可实现。

三十年前,由于海洛因的作祟,当我开车在拥挤的车阵中行进时,我汗如雨下,几乎克制不住呕吐出来,每一个红灯都让我暴怒。实际上,我的痛苦已经到了不能再逃避的时候了,够了,我无法忍受了。我将车子停在路旁,整个人病在那里。不可以再这么下去了,我的心用非常清楚的信号告诉头脑,我需要一个神。在内心打通和意念之间的通路并清楚地向我发出 "当狗尿做孬种或从热锅上下来"的警告之前许多年,我一直用失痛症——不让自己感到痛苦来管理自己。

是要得到自由这个"大欲",让我不再继续做孬种,并为我处理善后收拾残局的。

荣格非常了解这个"大欲"的重要性,所以当他带领戒酒会的领导人做实验时,他在戒酒的过程中加入"高层次力量"(higher power)这个想法,他知道愈合要直入心中,要让痛苦不断地在神秘的存在中投降才算成功。我个人认为,"内在力量"(inner power)这个名词更接近真实。想象中来自外部的任何力量,其实都只是我们想要健康的同伙而已。

在我继续吹嘘之前,请让我加一句话:我也有我的旧习惯和旧执着,它们只能慢慢地被放弃,这些旧习惯和旧执着提醒我,我们那些脆弱的自我形象多么轻视天生要善待上瘾的宽容之心。只有放宽心才能真正做到戒瘾。

33 事件链

The Chain of Events

　　事件链(the chain of events)是引发欲望的一个过程。我们时时刻刻认真观察欲望的机械式变化，就会看到欲望本身的能量如何将头脑中的"想要"转化为身体的行动。

　　我们一环一环、一秒一秒地注意到事件链如何将欲望变成行动，制造出无意识的自动反应。

　　如果不认知这个过程的性质，我们会一辈子被感官的反应牵着鼻子走，生活在自我之外，与本性分离。

　　留意每一个环节，看它如何将能量由无意识的欲望转变成无意识的行动，我们才可能学习在不抑制或否认欲望的情况下，将欲望从无意识的自动反射动作中解放出来。打破由欲望所引起的无意识连锁动作，会"照亮"(lighten)我们手上的工作，所谓"照亮"，是用心、适当地行动，而不是来自头脑中的"想要"。

　　我们不是不会，而是不习惯用心工作。认知会融化这种执着，我们都有能力观察事件链最初发生的那一刻。注视感觉被接收的那一刻——看、听或想的时候——我们注意到，几乎在认出它们之前，我们一闪而过的记忆和头脑马上就作出了喜欢与否的判断。喜欢，向它靠近就产生我们称之为"欲望"的东西，事件链就形成了。当欲望在头脑中形成，它会刺激一个"取得"的"意图"。这个动机通告身体向那个东西靠近，并"试图"抓住它。"意图"使身体产生想象的满足，这种意志促成某种形式的执着态度，从而应用解决问题的理性意识去达成目的，这是一种机械式的扩展。但是也可以将它跟吃饭或呼吸一样，带入清醒认知的亮光中。认知之处，阻碍将不再自动发生。

仔细观察知觉（Perception）如何制造名字和形式，记忆又如何制造好恶之后，我们注意到事件链好像很"喜欢"去刺激欲望。但，不论如何，欲望真的一环一环地在鼓动意图，意图又鼓动起动作。我们注意到欲望的能量会鼓动我们朝向笨拙的、甚至是有伤害性的活动走去。在观察中，我们发现一种可以轻松地和欲望玩一玩的方法，从而让我们觅得另一个活得更圆满的机会。

在事件链发生的过程中，一环接一环去探究它，我们会发现"链中的弱环"（weak link in the chain），那就是意图。如果我们将意图由欲望和"要"的机械反射过程中解放出来，这个过程就会被干扰中断，也就没有了可以连接事件发生的动力。专注在意图上，会一次又一次看到"要行动的意志力"（will toward action），它是每一个身体动作、每一个活动之前就出现的能量。

在这里还得注意，"意图"（intention）在心理学上的意义比动机（motivation）更广些。全心全意观察动机会让我们了解意图才是行动背后的力量，同时也是意图制造了行动的结果。

所谓"业"（karma）就是这种意图的基础，就是头脑中的分子在培育和导引未来所有的活动。只要我们明白了意图，业就掌握在我们手中了，我们就有了选择的自由。有位垂死的朋友曾说过："业是不静止的风，重要的是你如何掌舵。"

当认知专注在事件链上，习惯性的反射动作就不再被旧限制控制。强迫性的欲望与无意识内不请自来的行动的联结会减少。

专注用联结"要"和"得"的意图，打破强迫性行为的节奏，从而进入完全的认知中。

虽然意图在每一个动作之前出现，但是它并不易被察觉，因为它通常都在认知开始的那一刻之前出现，但只要我们更安静些，头脑中的低语就可以被听到。也就是说，在我们说话、举脚走一步之前，安静会让我们注意到当下意图的存在。我们所谓"要"（wanting）其实就是意图，比如"要"在床上打个滚儿，是因为我觉得不舒服，这个"要"是在头脑中出现的要改变的欲望。"要"离开的想法使我们自动地站起来，如果只是单纯地注意那个意图而不采取行动，它会一再回来唤起我们的注意，鼓励我们去行动，但很快地，只要我们不回应它，它就会被看成是孤立的过程，而不再是强迫性反射的需要。

注视越来越明显的意图，更细微的意图也会来到视线中。我们开始把生活揽回来，不再被欲望带着四处流浪。专注地看着意图，我们可以从强迫性行为中解脱，并放下旧习惯。

要注意的是，欲望并不是错的，可是却是痛苦的来源。欲望是一种"没有"的感觉，是直到渴求之物得到之前的未完成感。欲望使头脑屈服，因为不满足"就这么多"而与当下分离，向外追求满足。欲望的本质就是不满足，它追求的满足只存在于未来。因此，欲望把时间当作奴隶。而"要"的本质也是一种空虚的表现，是另一种悲哀。

所以，不要用痛恨去打击欲望，也不要因为害怕欲望会带来痛苦而变得"无欲"，而要带着宽容和认知去探究它。深入了解欲望的本质，我们才能打破它的束缚。

轻松地和欲望玩耍，就是要全心去享受你已拥有的，而不要哀悼那没有的。想想看，当你满怀渴望要吃一杯香草冰淇淋而冰店却不开门时，你会怎么样？你能轻松地放下失望的心情吗？当我们用清醒而专注的心去陪伴这个失望的心情之后，才能接受"只不过是甜点而已"的这个想法，比糖更甜的是放下的自由。

欲望是渴求满足，而不是我们非常期望去体验的那个叫"满足"的发光的泡沫。满足的体验是我们不要被闪烁不定的欲望阻碍，只要抓住我们真实本性的某一刻的欢欣，就好像太阳光从云层照射出来的一瞬间我们所捕捉到的真实，这才是我们所要体验的满足。也只有思绪不再漫溢到外面去的那一刹那，我们才能得到满足。当欲望被这一刹那的充实取代时，我们深藏的本性就展现出来了，这就是永恒的光亮，它是本质的满足。虽然欲望也可以带来短暂的满足，但它的出现在头脑中制造了紧张和厚重的云层，反而阻碍了更深一层的满足——体验我们深藏在内心中的真实。

想要满足欲望的原始动机是一种要认识伟大的生命之光，即使只是一闪而过，却向我们提醒我们生而为人的价值。而当欲望暂时得不到满足，并被渴求无限空间的大欲驱策，我们才会得到真实。

可是，还是有其他的欲望想要保护那发光的泡沫，一时的欢愉很快会阻碍更深的满足，而且也阻碍内心下一刻开放的空间。"那只德国牧羊犬没有在我的新跑车上撒尿吧？"如此一来，欲求之物变成我们想要保护的东西，变成我们的所有物，我们害怕失去它们，那件东西就不再是给我们带来满足的东西，反而让我们不满足。

探究事件链，我们就不再被链拴住。探究欲望和行为的机械化反应，我们会得到在等待我们的自由。清醒的时间增加了，我们可以直接进入"这个满足"而不需要欲望作中间人，我们直接进入满足的源头。我们进入"就这么多"的伟大中，不再被痛苦的头脑引导，而是和开放的心在一起。

拥抱忧伤

34 挠痒的游戏

——一个意识的实验

Itching Play:

An Experiment in Consciousness

多做一些深入欲望本身的工作，我们可以不再被强迫性的意志力所牵制。通常身上发痒时，我们不会去认知自己在做什么，就很自然地伸手去抓痒。想要探究事件链如何让欲望显示在行为上，我们只要在痒的时候先不忙着去抓它，而是观察一下这个行动的过程就会明白了。

当痒出现时，我们先感觉到不舒服。而事实上在发现和承认这个不舒服之前，聪明的头脑已经想出十几种对策要摆脱这个不请自来的不舒服了。这小小的痒可以使我们了解强迫性行为如何在生命中运作。

安安静静地坐着，注意头脑让手一次又一次伸到发痒的部位，想要纾解那个不舒服。注意头脑中这个不断重复的意图。我们要探究这个意图，如何连这么小小的不舒服，这么微小的不快乐，在不肯休息的头脑中都会变成紧急事件？

这是一种令人惊奇又可以启发智慧的练习。这是结束无意识动作的开始。

　　这也是我们在寻找存在的本质时,一种好玩的游戏,更是我们绝对真实的本性的绝对乐趣。

35　进食的探索

An Exploration of Eating

有人说,"食物是爱",但对很多人来说食物却是自厌的代表。记住这件事,请宽容,不要将这些冥想变成自虐和自残的工具,而是要透过这些冥想来探索我们跟食物及吃的关系,从而使身体、头脑和心得到自由和滋养。一心一意地享受食物——我们做"一次一口冥想"(Taking a Single Bite meditation)。或者是全心地享受食物——我们做"神圣地进食冥想"(Eating in a Sacred Manner meditation)。

在许多发达国家中,吃的不均衡是一个严重问题。食物不单单只为了喂养身体,也是内在的不满足的替代品。

通常来说,我们吃是为了喂饱那饥饿的幽灵。我们对欢乐、对赞美、对幸福、对性、对成功都充满了饥渴(对了,在这里好像没有对消化不良症的饥渴)。因为我们远离内在真实的本性太久了,那渴望自由的"大欲"从来没有得到满足,又因为我们从未得到我们真正想要的东西,所以我们就开始寻求快速的满足。

我们生来既饿又恐惧，但与生俱来的绝对本性也为我们带来绝对的欢愉。

将恐惧的幽灵，这个永远饥饿的阴影，变成圣灵，变成神圣的呼吸，这就是我们所要寻找的自由。当这种幽灵变成纯粹的精神时，人们就会从束缚中解脱。

探讨诸如呼吸、吃饭之类的机械式活动的过程，向我们提供了一个将无意识的行为带入意志王国以及宽容的认知内的机会。我们把专注的吃当作了解和宽容地满足更大渴望的工具。我们无条件地打开长期被束缚的东西，不再批评欲望或急着控制欲望，我们只是单纯地用宽容去满足过去常常被残忍对待的癖好。

传统上我们把饿鬼拟人化为一个有个巨大嘴巴的怪物，它饥不择食，有机会就把嘴巴塞满食物。然后再画一个铅笔粗细的脖子，喉咙窄得什么东西都吞不下，肚子又胀得好像气球，里面却空无一物，世界上没有任何东西可以填饱它。这个饿鬼（紧绷的身体）虽然可以尝遍世上的食物，但永远无法得到滋养。这很像胃——它希望拥有全世界。它凭借外在的感官而活，抓住短暂的满足，从来不去体验那永恒存在、散发着光辉的本性中"纯粹的满足"（pure satisfaction）。它从来都只顾着按照自己口味和那强烈的渴望带来的灵光去看菜单。

有一个苏菲教的疯子纳斯鲁汀（Nasruddin），买了一大堆辣椒，一颗接一颗地吃，吃得鼻涕眼泪直流，舌头红肿，汗如雨下。他的一位门徒忍不住问他："敬爱的智慧大师，为什么你如此伤害你自己呢？"纳斯鲁汀勉强张开眼睛说："我在找一颗甜辣椒。"

熟悉这种举动吗？就是那种"我在找一颗甜辣椒"的头脑使我们不断尝试苦痛。我们到底可以撑多久？为了得到甜蜜的一刻，我们要燃烧自己多久？何时才会发现自己就是我们在找的那一个甜的？原来我们一直带着眼镜在找眼镜！

专注吃饭的过程，可以探索这个让我们坐立难安的内在渴

拥抱忧伤

求。和任何机械性的活动一样，当认知（专注）出现，那些过去在认知之外制造无意识活动的东西就会被带入一个清晰可见的亮光中。认知所到之处，束缚行为就不能随心所欲，而无意识的律动也会被打破。

正念让我们慢下来，让我们在做动作时和动作在一起，这是过去我们很少有的习惯，这样，我们就不会把那些未经探究的"想要找一颗甜辣椒"的欲望和在燃烧着的内在的恐惧带进无意识中了。

在比较单纯的存在中，饿了才吃，而不拿吃来取代别的渴望。但是现在，很多人靠刺激性的反应来制造郁结不清的旧历史。为悲哀而吃，恐惧出现时更用力地咀嚼，怀疑出现时，我们逃避怀疑，反而去打开冰箱。

讽刺的是，刺激饮食过量的本质——想要满足，想要做一个完整的人的欲望——也正是人们在灵魂深处最大的渴望。这个让我们到餐桌旁的饥渴感也能够将我们带到冥想坐垫上。但这种渴望的来源稍微有所不同，它们是渴望智慧、自由和平静。这就是降伏那些小欲，点燃探究之光，放下执着的大欲。

"大欲"吞没我们的痛苦，充实我们的心。诺玛纳·马哈希（Ramana Maharshi）曾经说过，他不但向自由之火靠近，并且借着这把火降伏了许许多多小的欲望和饥渴，并煽起了"寻求自由的大旗"的火焰。是"大欲"（如果未经探究，"大欲"也会成为"开悟中的梦魇"）带领我们越过那深层的渴望所带来的痛苦（渴望制造痛苦，但渴望之物本身并不苦）航向内在的智慧之光。光总是会被光所吸引。

将我们带到餐桌旁的欲望为我们制造更多相同的欲望，可是冥想坐垫却减少了我们的欲望。前者企图喂养"我是"（I am）中的"我"（I），在吃东西的时有时站出来，有时躲起来，以为自己就是那个饥饿的身体。后者却用心中的"是"（am-ness）滋润着生命。

有一位参加进食冥想的学生说："嘴巴是头脑的代言人，也是一条通向头盖骨的隧道，里面有许多饥饿的幽灵在徘徊晃荡。"

把我们的生活从过去的泥沼中一步一步带回现实。感觉着大地与双脚会合的奇迹，也唯有脚踏实地，我们才能感到如伯洛克艾克(Blackek Elk)所建议的"用神圣的态度走路"(walk in a sacred manner)的美妙。当我们带着对身体的认知全神贯注地呼吸时，它就会滋养我们僵硬的身体，也会将认知的光带进僵硬的身体内。"用神圣的态度呼吸"(to breath in a sacred manner)，连随着呼吸进出的细菌都被尊敬。生命滋养着生命，我们都住在同一个星球上，所有生命都依赖别种生命而生存，我们要尊敬这个过程，品尝每一口吃进来的食物，呼吸每一次呼吸，活在当下，"用神圣的态度吃"(To eat in a Sacred manner)。

但，首先我们要学习一次吃一口：看、嗅、听、感觉、尝，以及想都一样，一次做一件事，一次只有一个当下。向这一刹那的生命开放，不要思考或梦想我们的生命，而是一刹那一刹那地直接体验它，放下刚刚过去的那一刻，迎接每一个新刹那的降临。从杯子中饮水，而不是鉴定它。直接进入体验，不要加入哪怕一小撮记忆或个人的过去，免得让自己回到旧头脑中，幻想着令人口干舌燥的梦和强烈的口渴。

> 从杯中饮水——
> 冰凉的水
> 边喝边想——
> 陈腐的记忆
> 满脑子的想法——
> 冰凉的水。

学习一次吃一口，我们渐渐地就学会全心全意地吃，并不止观察到吃这件事，还会看到吃的人和被吃的东西，以及两者之间的互动关系。只要保持清醒，我们就能发现吃这件事的本质，以及吃者的本质。

吃是我们最喜欢的强迫性行为之一。我们很少完整地体味餐点，总是狼吞虎咽果腹而已，从不欣赏它，也不欣赏生命。

吃的正念，可以加深和增强我们在说话、思考、行动和计划时的专注力。它让心进来。

传说耶稣曾讲："不要担心你嘴巴吃进了什么，要担心从嘴巴里出来了什么！"清醒不是从我们在嘴巴中放进什么而产生，而是从我们如何把它放进去发生。就好像并不是什么东西可以使我们得到自由，而是如何做才能使我们得到自由一样。就像有位学生所说："不是要如何做好，而是要如何把'好'做好。"

很多人是由于健康和体重而关心食物的问题，不过真正的问题不在吃什么，而是要如何吃。答案在于我们是否在咀嚼的时候，就又倒进另一口食物，然后又去叉另一口食物，好像垃圾车一站一站去收集垃圾一样，无意识地、机械地吃。我们边嚼边夹，根本没有注意它的味道，也很少意识到我们正在吞咽。除了第一眼之外，我们很少注视食物，更很少去感觉它们的纤维和质地，如果有的话，也只是在它们上桌的那一两秒钟。我们很少用心去触摸餐具，很少听器皿碰撞和食物在牙齿中咀嚼的声音，也很少觉察到舌头在每一个嚼动中平均地分配它自己的活动。我们总是很理性地想着下一顿饭，而不是去品尝它们。我们的确错过了许多餐点、许多感觉，而饿的感觉也从未消失。

进食冥想是许多冥想技巧中的一种。这些技巧将我们那些非常原始又具强迫性的行为带入有愈合力的认知律动中，然后使我们可以达到所谓"自由选择"的境界。当正念被带到当下，我们就有能力为当下作出适当的反应，而抛弃旧的、机械式的反应。要打破旧模式，就是要用崭新的态度活在当下，当下以它本来的面目出现时，我们就用宽容的认知去迎接它，这样可以使我们及万事万物都受到好处。

有很多方法可以轻轻地靠近饮食时的强迫性行为，为旧的饥饿带来新的认知。一点点地正念就可以阻止习惯性的遗忘：一开始，不要站着吃。坐下来，感觉你的身体在椅子上，把全部的你带到餐桌边。为了打破旧习惯，你可以将餐具移到不惯用的那只手，如果你惯用右手，则用左手拿叉子或筷子，这可以停止机械式的"铲"或"挖"的动作。并且注意看着你自己，当欲望打败正念，好像变魔术似的，叉子或筷子就会飞回惯用的那只手。

如生活中所有其他的活动一样，我们要试着一次一件事，吃饭时，我们尽量减少分心的机会，如音乐、电视、或其他会模糊我们观察吃饭这个动作这个焦点的事物，都要加以限制。一次做一件事，可以使我们一整天都能提升注意力和正念。吃，就是一个可以做这种练习，敬重我们自己的生命和生活的最完美的时候。我的建议是，每含一口食物在嘴巴中就将叉子或筷子放下。咀嚼的时候，叉子仍放在桌上。当你把叉子放下的时候，注意一下你的手指，它们会踯躅于是否要放下已经成瘾的习惯。

每当你举起叉子将食物"倒"入嘴中，轻轻地将叉子放在盘子里，并将手轻轻地放在盘子旁边休息。让注意力回到嘴巴，注意咀嚼的过程，注意舌头在臼齿中如何安排食物。也注意品尝的过程，看一看那个期待"甜的"渴望。再注意进一步嚼烂的过程，以及接下来要吞咽的意图，然后就看着这个吞咽的进行。再留意看是否企图想要"更多"的欲望，就这么只吃一口饭，我们已在学习如何用神圣的态度吃它。一口一口这么专注地吃，一顿饭下来，我们就活在每一个当下。神圣地吃每一口饭，不只张开嘴巴，我们也把心打开了。

就这样一个意图接一个意图地观察它们，我们看到了机械式、强迫性需要更多快感的欲望如何奠基，好使我们上瘾。

看到行动之前已先有意图，而意图之前已有了欲望，我们就

拥抱忧伤

知道原来我们过去很少在认知中生活，每一刻都被说不清的欲望推着行进。注视这意图，我们完全可以打破在欲望和行动之间的机械反应循环。

用彻底的，正念的态度品尝食物，我们将得到欢愉而不是紧张。正念所得到的欢愉，绝不会渴望更多，也不会害怕失去。狂喜中的痛苦会消失，体验着这一口味道、触感和香气，我们就会更深地停留在此刻，把"更多"的饥渴放在一边。

当这一刻满足了，生活也就满足了。这一刻不满足，就没有什么是可以满足的。

一次做一件事。如同行禅冥想或呼吸冥想中，我们学习走第一步、做第一个呼吸一样，我们学习过一个崭新的生活。所以在进食冥想中，我们学习一次吃一口，并且用神圣的态度吃饭，也用神圣的态度生活。

36 一次吃一口冥想

Taking a Single Bite Meditation

（缓缓地念给一个朋友听，或默念给自己听。）

舒服地坐在椅子上。将椅子靠近餐桌，感觉一下椅子在支撑你。

感受一下这个坐在椅子上的身体。

注意臀部压在椅子上的感觉，感觉地心引力。

注意身体的感觉，特别是脚碰触地板部位的感觉。

感觉你坐着的身体，这个你要去滋养的身体。

感觉身体现在的状态。

注意胃部的各种感觉。

舌头的期盼。

注意头脑中的欲望。

感受一下准备要吃的感觉。

开始放松小腹。

放下紧张、期望来到餐桌边,伪装成胃口好和喜欢桌上食物的模样。

慢慢地让全身放轻松,准备接受食物。

注意看, 即使是愉快的期盼都会导致小腹不太舒服地僵硬起来。

再一次放松小腹。

让全身、头脑都参与这个过程。

注意并接受身体存在的感觉。

现在看着桌子以及你面前的餐具。

看着在你面前的盘子和盘中的食物。

注意意识多么迅速就为盘中的东西各自命名。

注意喜好之情和欲望立即跟进来。

食物老早就从盘子里跳进头脑中了。

真实的东西再次变成一个观念、一个泡沫和一个思想。

活生生的食物变成头脑中的旧想法,很少新鲜地被品尝。

同样的,我们吃着老食物,用老的态度吃它。

但是认知会使每件事都变成新的, 让这一刻具有新鲜和活力,我们在吃饭中学习活起来。

我们学习一次只吃一口。

当头脑在观察食物时,注意它的反应。

注意任何想要将食物由盘子送到嘴巴的急迫之情。再一次放松小腹,准备接受食物的滋养,准备完整的体验生活。

注意想要拿叉子的欲望。

当手伸出去拿叉子时,感觉手指、手腕和手掌的肌肉。感觉一下被企图心、被欲望刺激而起的动作。

感觉手张开要拿起叉子。

注意手掌上的肌肉。

感觉手指伸向餐具的时候,慢慢地伸展开来。

当第一次碰到叉子的时候,感觉一下它的冷。

拿起叉子来,注意手臂的伸展和收缩,这两个动作将食物引导到嘴巴。

当味道升起,注意鼻孔吸到的食物的气味。

将这种味道深深地吸入小腹中。

让嗅觉启动。

注意在食物被拒绝和吞咽之前,你如何尝那些味道。

感觉叉子将食物拿起的感觉。

前臂收回来,手肘靠向身体作为支点,将食物送到在等待的嘴巴。

注意下巴的各种感受。

注意舌头如何焦急地伸展要接受食物的感觉。

感觉叉子碰触嘴唇,注意食物接触舌头的感觉。

注意身体的感觉;头脑中的期待。

当准备咀嚼的时候注意嘴巴闭起来,注意下巴肌肉的收缩,注意牙齿准备和食物接触的感觉。

咀嚼。味道升起。

咀嚼。味道升起。

注意舌头如何在嘴中移动食物。

注意牙齿停顿一下,准备接受下一口食物。

将叉子放下。

现在正在咀嚼,就是嚼。

注意嚼、夹、选择,再多嚼一些。

不要狼吞虎咽,要一点点地吞。

一次只吃一口。全心全意吃这一口。

当欲望因另一个味道而升起,注意对这些味道改变的好恶。

注意第一口和第二口食物的不同——从硬的到软的——一次又一次的改变。

注意食物如何以均匀的速度进来，并注意吞咽的意图如何自动地出现。

注意要吞咽的意图。

看着欲望如何制造一个去满足欲望的意图，还有看着行动如何从这个意图升起。

注意看，当食物移到嘴巴后部，经由食道到胃部去的条件反射。

不要迷失在渴求更多的满足中，专心停留在吃、嚼和吞咽上。

感觉食物经过心脏降到柔软的小腹中。

叉子又回到手中了吗？泰然自若地又铲了食物吗？它是怎么到达这个地步的？

将叉子放在盘上。当嘴巴在咀嚼食物时，将手放开，不要拿着叉子。

吃一口饭，注意到所有的感觉。

看着食物，它的颜色，它躺在盘子上的外形。

闻一闻，吸入食物的香味。

感觉全身浸泡在这个过程中。

和此刻在一起。

一次一叉或一匙地将食物举到嘴边，并将它送入口中，将空的叉或刀送回盘上。

将手轻轻地放在盘边，注意力再回到嘴巴、身体和头脑。

探究和直接体验吃东西这个过程中的所有感受和知觉。

注视着饥饿的心如何企图吃下一口饭，而让你忘掉嘴巴里已有的食物，却去寻找想象中未来的需要和满足。这使我们在吃这个过程中，了解渴求"更多"的欲望是多么强烈。

但是，请用宽容的心去接触欲求完美和满足的需要，不要谴责它们。

让注意力再回到嘴巴上，回到咀嚼的过程、舌头调整食物分布的过程、味道、磨研和吞咽的过程。

专注地吞咽。

这一顿饭是一次一口地吃。

一次只吃一口,我们用神圣的态度吃饭。

一次只吃一口,我们在每一个当下使食物变得神圣。

一次只吃一口,生命变成飨宴。

37 饮食的进一步探讨

A Further Inquiry into Eating

有位禅师说吃饭是"将无放入无中",这是怎样的一个飨宴!可以在无所不包的巨大存在中"包含"无所不在的无。神将神放在神中。而且在这个巨大的存在中甚至连"无"也不存在,它就像一个无法形容无法概括的空间,神圣的空。宽广无限。无法碰触,却常常感觉得到它。不可能尝到它,却又非常有滋味。除非通过莫扎特或画眉鸟,不然听不到它们。它是无风时树的声音,注意倾听,才听得见。去品尝它,我们才会得到那无限的真实本性。把它的香味吸进来,会让我们几乎晕眩。在"想"这件事上,把"想"看作是我们正在沉入一个流动的过程。所以没有观看的人,也没有被观看之事。没有吃者,亦没有被吃之物,只有吃这件事,只有毫无遮掩的过程,在认知的亮光中被注视着。只有在广袤的苍穹中看着。分享,而不是占有。生命的力量全部都在里面。

"更多"(more)是不够的,只有"一"(One)——可以分享的如是才可以满足,其余的都是多余的。

企图心驱动欲望成为行动，就如同汽车的操纵杆带动轮子转动一样，叉子也就是那个介于看得见的食物、闻得到的味道与渴求满足的饥饿的嘴巴间的联结物。

专注地吃，我们必须发展和叉子间专注的关系。

看着它，感觉它，将它拿起或放下。将它拿到嘴边时，注意嘴唇和舌头的感觉。也注意当它再回到盘子的过程，以及它急急忙忙地想要再叉另一口，接着好像急流似地又匆匆塞入口中。注意，欣赏你的叉子，就好像欣赏莎士比亚的戏剧，波德莱尔（Baudelaire，译注：1821—1867，法国现代派诗人）和艾伦·坡（Poe，译注：1809—1849，美国诗人）的诗。和欣赏每一首情歌一样，去品尝我们手中的叉子。

叉子会自己吃东西。你必须像阅读故事似地阅读它们。

认识你的叉子!

叉子的故事

每个人都知道那个恶名昭彰的叉子的故事，以及它那拟人化的强迫症。

看着它稳稳地躺在桌子上。一个金属的器皿，一个结实的家伙什儿。它的明暗交相辉映。

它并不像它短暂的老实状态那么无辜，显而易见，它是攻击的工具，以及感官的机械装置。

注意第一次接触它时，它的冰冷。在饥饿的操控下，它那么快地暖和起来。很快它就出现在手上，变成了充满欲望的身体的延伸。

看着它将食物吊起来要放到舌头上，一叉子的花椰菜和祈盼。

叉子很快冲向了一个器官，张开的嘴巴，胃在叫着："让我吃!"

舌头，这个比胃更加世故的器官，平躺着，就像是要虚脱的恳求者那样恳求第一口。

然后舌头卷回来,将食物放到早已准备好研磨的牙床上,释放出第一缕食物的滋味。

味道一丝一丝弥漫开来。食物的质感不断改变又改变。

叉子从嘴唇离开又回来,等着嘴唇再一次张开。

舌头还没有处理完上一次送进来的食物,就又在希望更多的被送进来了。食物几乎从喉咙一跃而下,舌头还要卷回来,希望多留一点味道。

但是嘴唇记得很清楚,随着食物消失,另一叉又下去了。这就像小鸟张开嘴一口吞下食物,然后去接受"第二口肥肉"一样。

舌头慢慢伸长,焦急地等待着下一刻。

头脑里充满了喜欢吃的和不喜欢吃的,一嘴连一嘴,一口连一口,一个味儿连着一个味儿,一秒接一秒。

当我们稍稍感到某种味道和菜色的满足之后,欲望就会稍稍减退。

但接着它就渴望更多的营养。饥饿的幽灵再次自己游荡出来,头脑里再次被口渴搅动着出现了清水的模样。在成为要保护的东西和失去的东西之前,这些食物和水构成了片刻的满足。对清水的渴望和不满足,让我们在渴望之外要求更多的满足。

叉子再次告诉我们吃掉我们的痛苦。它聪明地给豌豆裹上奶酪,然后跟土豆泥搅在一起。胃填满了,随着最后一口吞下,舌头仍然渴望着更多。而当叉子无意识地快速完成它的工作的时候,我们的注意力完全从桌子那里走开,打起了瞌睡。

但是,一定要记得我们是活着的,我们要探索当下,所以我们要用神圣的态度一次一口地吃东西,渐渐地我们就可以从欲望的迫切要求中解脱出来。因为那些急迫的欲望一直在制造痛苦。唯有专注地吃,认知才会治愈这些痛苦。

透过直接的观察,我们清楚地知道,不止体验"观察",而且还要注意观察这个过程中机械性活动的发生。所以当我们学习在当下直接而清醒地听、尝、感觉、嗅和想的时候，也直接进入"真实"去检验和刺穿长期由束缚形成的期望的面纱，这层面纱模糊了感觉，并且使意识里充满了老旧的鬼魂似的想象。直接进入"真实"，能让我们从长久占据我们头脑的梦幻中清醒过来。

直接进入我们的日常生活，不用旧方法（头脑）去看、吃、嗅和思考，我们就能学会对刺激物有所回应（response）而不是立即的反应（react），如此才能更深更多地欣赏每一口、每一次呼吸和每一步的新意，减少被卷入过去的体验、解释的旧束缚中。

专注在神圣的当下，将死亡和无生命的东西消融于我们的生活中。

接下来要怎么做？

一位禅师可能会说："洗盘子。"

悟道不在叉子放下的那一刻停止。

边洗盘子边弄清各种感觉。注意水的温暖和盘子上滑溜溜的清洁剂、注意急着想完成洗盘子这个工作的意图。或者想想在什么地方可以发现最基本的满足。

最后再清洗银器，用专注而神圣的态度，彻彻底底地磨得发亮，让它们容光焕发。

这就是叉子的禅。

可是吃，并没有跟着清洗碗和盘子而结束。当你专注地坐下来休息时，也要体会消化的活动——土豆泥、酱汁和玉米粒等等在身体内的消化过程，时刻注意身体里的蠕动。

带着感激和认知去排泄。

这是厕所禅。

而这绝不是叉子的故事的结束。

38　用神圣的态度进食

To Eat in a Sacred Manner

　　用神圣的态度吃东西，能将食物和吃者的内在联结保持在意识状态中，并敬重被吃的东西。这就是伟大的一行禅师所说，明晰人与物之间的"互动存在"(inter being)的关系。

　　所谓神圣的态度就是"用心"。可以从软腹冥想(soft-belly meditation)开始，它让僵硬的小腹将长期累积的痛苦释放出来，并用宽容和认知去抚慰深囚在胃里的痛苦，我们的身体也才有能力接受爱的滋养。

　　用神圣的态度吃东西，身体将会接受到"吃"是为了生存与服务的双重信息。食物不在舌尖停止，养分由柔软的腹部接收，然后被送往全身各处。敬重生命的成长过程以及它们的牺牲，我们不止为自己而吃，也为全体有情众生而吃。

　　由于对食物原始形状的了解，我们萌生出和万物互相联结的一体感：做成面包的小麦、产乳的母牛、豌豆的豆荚、孕育鱼类的海洋、还有养育全体生命的太阳……我们不得不感谢这种生生不息。我们用吃圣餐的心情,满怀感恩及虔敬的神圣态度,珍惜生命的本来状态。

学习用心吃东西,我们不止尊重舌头而且还尊重胃。就像刚学吃饭的幼儿,吃一口停一下,细嚼慢咽,才能消减深层的饥饿,也才可以治疗痛苦的渴望而不是再强化它。当我们只用舌头这一器官吃东西,等于藐视了除"好感觉"以外其他所有的感觉。被单一器官引导而忽略其他的器官,也给了我们省察强迫性行为产生的机会。

用神圣的态度吃东西就是专注地吃着神圣之物,那个我们大家所共享的生命。用神圣的态度进食,能让我们直接进入所有吃食物的人和被吃之物的内在神性。

用神圣的态度进食,我们不但不会是世界饥荒的制造者,反而可以是解决问题的人。当我们和其他生命有一体感的联结,并且专注在共有的本性之内时,莫可名状的觉悟就会出现——不可分离的共生感,我们也可以体悟到佛陀传递的真理的深度;他说,如果我们了解布施的巨大力量可以使我们与万物和谐,我们将会乐于分出盘中的食物给其他的人。当你用神圣的态度进食,你永远不会孤独,因为在你享用之前,你会为所有今晚饿着入睡的人祈祷,你会记得纽约街头无家可归的孩子们,他们常说:"有时候,我饿得快疯了!"想起他们,我们会少吃一些多余的东西,这也正是用神圣态度进食的意义,以服务世界为目的。

如果你可以原谅我的"矫情"和"自负的意见",在这里我要大声呼吁——请减少个人肉类的消耗以挽救世界饥荒。为了满足少数人的口腹之欲,原本可以养育千百万物种与人类的沃土,由于热带雨林的急速消失与温室效应的连锁反应而枯竭,地球的资源面临极大的耗损,唯有拯救大地才能挽救生命。而且除了物质世界的疯狂消费外,还有良心的问题,这已不只是吃不吃肉的问题而已,单单想到有情动物必遭屠杀之苦,我们又于心何忍?(请参阅约翰·罗宾斯(John Robbins)所著"《新美国饮食》"

拥抱忧伤

（De for a New America）一书。）

　　用神圣的态度吃东西是学习在当下保持认知，专注于吃，每一刻，从舌尖到小腹都被滋养，而不是死前在床上后悔从未仔细品尝佳肴。

　　有位垂死的老禅师躺在床上，他的学生端了他最喜爱的糕饼进来给他，并且问道："什么是生命和死亡的本质？"老禅师回答这个问题说："好棒！这块蛋糕看起来美极了！！"然后他就专注地享用这块蛋糕。他，神圣地吃，也神圣地死。

39 神圣态度进食冥想的导引

A Guided Meditation Eating in a Sacred Manner

（缓缓地念给一位朋友听，或默念给自己听。）

用拒绝死亡的态度去靠近一张桌子。

坐在椅子上，感觉臀部下的椅子。感觉椅子支撑你的背部。

感觉坐在椅子上的身体。

观察身体和桌子以及和盘中食物间的关系。感知你的身体。

敬重盘中的食物，注意食物的形状和颜色，注意观看颜色如何帮助食物的外观成形。看看绿色的豌豆如何在白色的餐盘上画出圆形的轮廓。学习如何观看。

仔细看食物的现状，现在想象去注视食物本来的样子。看到面包，你会看到一片金黄色的麦田、山谷间的溪流、在鸡窝里的鸡蛋、身上黑白相间的英格兰母牛，看见豌豆的豆荚依缠在豆藤间、黑色的泥土、雨水，还有那永远的阳光、稻穗、强壮的手将土豆由泥土中挖出来。如果盘中有肉，看一看牛、羊、猪、鸡、鸭……看见牛在草原上，或一群群被运往市场，温驯的绵羊、呱呱咯咯叫的水鸭、安静无声的鱼儿。

想象你正在采集这些食物——也许哼着歌或唱着小调在买菜。看着你自己在园中摘芦笋、番茄,割稻或小麦。将香料和药草分开。如果盘中有肉,想想那个动物,对它唱歌,赞美它,感谢它们的新鲜味道。

这是我们用心眼专注地去看那些被采集的食物。

敬重食物的本来样子,专注地观察吃的环境:餐桌、桌布、餐盘的设计;看看盐罐、胡椒罐还有多少盐和胡椒。看看饮料附着在杯子上的细微的曲线。

祝福盘中的食物,将每一口食物当作每一次呼吸,让食物和呼吸一样在身体中停留久一些。感激它,好好地享用它。吸进它的香气,注意鼻孔如何迫不及待地去闻那些香味。注意分别去欣赏不同的味道。看一看水煮豌豆和烤土豆味道的不同,注意香味如何刺激食欲。食物的香味只是前戏而已,学会去嗅它们。

观察食欲如何快速地随着香味进入头脑中,可是很快地它又成为过去的记忆。

专注地吸入香味,专注地呼出。

朝一个器皿伸出你的手,注意手臂的肌肉,当它想去拿叉子的时候,直接体验肌肉的伸展和收缩。敬重拿在手中的叉子的重量,感觉它的粗糙面和光滑面,它的冷和渐渐增加的温度。注视这些不断变化的感觉,学会触摸它。

和手中拿住器皿的感觉直接接触。

在注意到拿起叉子的企图心之后,再完整地感觉叉子在手中、在指尖的感受。注意叉子朝向盘子时,前臂与头前肌的动向。

注意坐在桌边的这个神圣的身体。

感觉叉尖瞄准食物以及叉起食物时,重量的细微变化。

让这众多的感觉在盘子与嘴巴间流动。

体会叉子碰到嘴唇时的冷意。感觉下巴张开,食物放进去直接接触的感觉。

听一听叉子和盘子的碰撞声，也注意树上的小鸟和林间的微风，街上的喧闹和自己意识中的声音。学会聆听。

感觉舌头上的食物。直接地体会。

注意嘴巴阖上的意图。

尝一尝舌头上的食物。感受它不同的质地，以及如何因咀嚼而有所改变。注意所有甜的、酸的、苦的、辣的成分。注意每一刻都在不断改变的味道。要学会品尝。

注意咀嚼过程中机械或自动发生的动作。慢下来，仔仔细细地品尝。直接品尝。

尊敬头脑对食物的反应，以及它随着每一口食物而变化的喜欢与不喜欢。

注意"喜欢"如何引发"憧憬"之情。

"憧憬"如何促成了"期待"的感觉。

"期待"又如何害怕得不到满足。

"害怕得不到满足"这个想法如何启动"意图心"。

"意图心"又如何"回应"（response）。

而"回应"又如何迷失在"反应"（reaction）中。

于是，"反应"带着我们走入旧的模式。

看一看神圣的正念如何中止这项阴谋。

尊重过去的模式，不批评它，用宽容和尊敬的态度接纳它。看着事件链的发生有如看一场正在街头走过的秀。

注意观察这一刻如何引导和影响下一刻的发生。

尊重漂浮在神圣的"空"中的过程。

观察欲望和食物间的关系。观察趋向要求满足的动力和渴求更多的欲望。直接观察头脑中的想法。学会思考。学会去感受。

每一口饭都给你一次神圣的机会，神圣地接触、神圣地聆听、神圣地嗅、神圣地思考、也神圣地感觉。

在心中为生命的这一刻存在，我们感激这神圣的一口，以及另一次神圣的一口。

用神圣的态度吃饭,即使饭是令人失望的——烧焦了、太多酱汁、怪味的利马豆——我们都有机会培养愈合的洞察力。

当我们带着宽容和认知这个神圣的态度进入吃的渴望中,这一顿饭是用神的心在吃,每一刻都让我们得到满足,我们将不再被未满足的渴望捆绑,也不必再狼吞虎咽地要摧毁喂养我们的世界,而是反过来开始喂养它。

尊重每一口饭,我们将把地狱变成天堂。我们将自己的生命由旧的阴影带入新的亮光内,发现当下,漂浮在当下,尊重当下的存在。

当吃变成为所有神圣之物的祷告——所有活着、呼吸着、跟我们一样希望得到幸福的万物,神圣的感觉将弥漫全身,进入我们所共享的生命中,吃将变成接受整个世界那莫可名状的伟大过程。

当我们用神圣的态度吃东西时,不再是某人在吃某物,而是在"参与"生命的延续这件事,真正的快乐也将在此刻显现。

将无意识的或习惯性的动作带入意识中,也就是尊重我们自己的生命和滋养我们的一切生命。这个举动在看不见的意图心引发无意识动作之前就打破它,从而为单一感觉或单一口味松绑,让我们进入整个欲望的王国去探究它。

腹部放松,将长期积压的痛苦释放出来,我们就能看到,欲望的乌云遮蔽了本性的光辉,那个自我意识的"小我",它总孤芳自赏离群索居。打破旧有的饮食习惯和永远不变的口味,就是感受被吃的东西与吃者的神性,并直接参与吃本身。如此,我们每吃一口都是在表达对全世界的尊重,而行、住、坐、卧也都是如此。

40　进食冥想

——一个技术上的注解

Eating Meditation :
A Note about Technique

进食冥想是一种活动性的冥想，活动性的练习会产生一个特殊的效果,练习到某种程度,会发展成为一些禅师口中所谓的"工作冥想"(work meditation),也就是说在工作中不迷失自己。

在进食冥想这个活动性冥想(还有其他各种冥想也都一样)的积极练习中,要注意的是将它变成你的本能。

因为这个冥想在开始时不能闭着眼睛做,所以练习之前必须学会一些技巧,所以这种冥想一开始有些类似默祷。把前面的段落多读几次,偶尔闭上双眼,用心体会。

然后可以一边吃几颗葡萄干或者花生米——换着吃也可以,一边通过读或者利用录音机来听的办法来探讨食物、味道,以及你的偏好和吃的欲望(当你吃和听时,就只做这些事。)。

渐渐地,和其他的冥想方法一样,最后你可以不再依赖录音机或字条,由于重复的练习,文句都已内化,这个冥想就成为你自己的了。你变成了那个冥想,和冥想合而为一,不再只是一个技巧而已,而是生活形态的改变。

这也正是吃一口冥想（Taking a Single Bite meditation）以及一些持续的态度很自然地将工作与神圣的进食冥想合一的方法。

41 进食的游戏

——意识中的一个实验

Eating Play :
An Experiment in Consciousness

整个星期吃相同的食物，以便观察欲望和得不到满足之间的关系。

作为一种轻松甚至可能更沉重的游戏方法，去探究自己味道感官中的基本需要和主要的不满足是非常有价值的。在日常生活中，很少有什么像吃与选择口味这么清楚地让我们看到渴求"更多"这个欲望的存在。

有很多方法可以用来做这个练习。其中之一是选择一种营养均衡的食物如米饭或豆类，一整个星期甚至一整个月只吃这一种——时间的长短视你对它探究的兴趣而定。

另一个方法是一星期中，每天早、中、晚餐各选一种食物，例如七天的早餐都吃麦片，中餐只吃一个三明治，而晚餐则是米饭和豆。注意观察你的倾向如何，头脑中是否在吵闹着要吃那真正想要的食物。注意由于我们的坚持而让欲望得不到满足时的伤感。进一步要注意的，是当你真正放下执着时的喜乐。

如果你想加强这项练习,用你不惯用的手去拿餐具,整个星期或整月都这样做。如此会打破表现在吃的动作中的一些潜意识的律动。这种练习会在意志力中增加一些洞察力,一次又一次地注意到不请自来的企图心总是想要换回惯用的那一只手。

如果能够专注地观察这些强迫性的企图心,我们的洞察力就提升了。小心地走进每一个出现在意识中的欲望,就会看见每个欲望都有它自己的生命和历史。无需与它们宣战,或企图费力地达到所谓"无欲"的境界(其动机是要消除这个令思绪不愉快的"欲望"),而是要开始同欲望和平相处。

当欲望不再是被批判的对象,而被体认到是引起我们自己和世界痛苦的来源,我们就可以用宽容在心中探访它,这就是我们一种愈合的功课。当我们允许渴望愈合这个"大欲"吞食所有的小欲望,我们将永远不再饥饿。

有人问:"为什么每天吃相同的食物?"

因为上次你根本没有好好地品尝它!

42　当佛教徒冥想时

When Buddhists Meditate

当人们冥想
有时他们闭上眼睛
感觉这身体——
一个闪烁不定的认知园地——
一个摇摆不定,冷或热,
重心游弋的躯体。

和呼吸在一起
或在肚子上或在鼻孔上
选择任何一个
然后停留在那里五年——

不是呼吸这个念头
而是感觉陪伴着

每一次吸气
每一次呼气

开始
中途
结束
每一次吸气
和那思想自由蠕动
之间的空间

开始
中途和结束
每一次呼气
和思考与思想
之间的空间

回到呼吸上——
让感觉自己呼吸
各种感觉感受着它们自己
在空间漂浮

甚至一些想法
是谁在做这些
漂过
另一个泡沫

另一个思想想着自己
从镜中反射好像艾瑟尔(Escher)[1]

---

① 当代雕塑家,以几何图形雕塑著称。作品呈现出因果关系只是幻觉,人
不必思想,思想会自己思想的观念。

短暂的这一刻
在空中消失

回到呼吸上
"像一个皈依者打破誓约一千次"
再回到沉静中
再一次

看着思想
想着它们自己
一个跟着一个
进入下一个——
开始,短暂地存在
然后消逝——
甚至连这个想法
都短暂地漂浮而过

观察感觉
不请自来——
出乎意料地没有偏见
无人责备
或者也可以责备
那变化的瞬息间

再回到呼吸
认知让老瓶换新酒

内容在过程中消逝

过程在空中飘游

看着意识里的梦
自己和世界
不停地创造更多
因为那里更少

我们寻求发现
什么是发现
把寻求者抛离如此之远

我们就是我们要寻找的
因为缺少了一个更大的词
神

43 记 住
Remembering

大多数的冥想练习只是一个简单的记忆而已,记得要呼吸,记得要保持专注,记住我们的真实本性,还要记得有一个万物漂浮在它之内的空间。

在记忆的过程中,总会灵光乍现。

通常只要记起我们的小腹或者想起要呼吸,就会看到束缚与自由的不同,也会看到迷失在沉重的心绪与再一次发现承载这些心绪的空间的不同。或者只要简单地注意当下,单纯地专注在当下,一个宽容的认知就会出现。

为了和工作坊中的同修分享这个教诲,多年来,每当我和翁瑞雅上课时,总是把写着"记忆"两个大字的旗子悬挂在我们背后的墙上。但后来还是放弃了,因为上完课,我老是忘了把它拿下来。从这件事上我得到一个教训:不要画蛇添足。

有时候一早起来吸第一口气时,我就记得要活在当下。有时候要等看到玛哈拉吉(Maharaji)或翁瑞雅的眼睛才想起来。不过只要心在,虽然有时不记得,但我永远不会忘记。

44 淡然处之

Take It Lightly

比"悟"更好的名词就是"放松"。

轻轻地放下"悟",没有目标,只有过程,所以也没有失败者。

"悟"的观念将心扉关闭,大多数迫切求悟的人,紧张得括约肌都僵硬了,费力地追求反而成了自我桎梏,正好迎合了头脑中习惯存在的"不够"的欲望。

"悟"这个理念上的高峰体验和做爱时身体的高潮一样可遇而不可求,求之而不得反而会产生焦虑。

悟的观念(和真正的悟相反)使每日的焦虑变成日常生活中的苦。本来深究它是作为信心的跳板,现在却变成了竞赛。悟是我们与生俱来的权利,放松则是过程,一个渐进的放下,一个深自内心的存在,一个更广阔的愈合。

它是一个游戏,也是一个充满了真心真意的无聊之举。一个愈合的智慧,会多一点点清醒,多一点点爱。

讽刺的是,甚至于传统的"悟道"体验其最终极的快乐也只是轻松多于悟。可是常常有些冥想师在体验过这种高峰六个月之后，虽然比从前轻松明了，但暗中还是有欲望残存。

　　常言道，悟道需时从三十年到千分之一秒——通常两者皆需，修炼十年之后，忽然灵光一现在千分之一秒间悟道。所以为什么要蹙着眉头，紧紧张张地求悟呢？为什么不看看有多少悲痛等着抚平？多少因为等待未来的开悟而痛苦不堪的心绪等着慈悲去抚平呢？

拥抱忧伤

45　探索真实体
Exploring the Real Body

　　一位禅师告诉在医院内从事青少年精神分裂"服务"工作的朋友说："你唯一可以提供的服务，是增加这些病患对他们本性的信任。"

　　引导人们向内在的自我探究及自我发现是我们所能贡献的最伟大的服务。与我们服务的对象分享眼睛看不到的内在真实、真实本性和不受限制的真实体的喜悦，则我们也能持续不断地伸展我们与生命的发生作联结的触角，而且也会发现有那么多的空间等待着放下进来。

　　当真实体成为我们生命的核心，在结实的躯体上的各种疾病就不再是紧急事件，而比较像是一个教诲的课程。我们无需将疾病联想为一种惩罚或早先隐藏的某些症候，而是把它看作一个直接进入深度治疗的最佳机会。疾病或任何伤害都在提醒我们，我们曾有过的从来不曾受伤也根本不会受伤的本性的存在，这样，我们就可以继续朝向超越治疗的愈合之路走去。

如果以"我的身体"为内容,则变成是"我的"痛、"我的"病及"我的"困难在接受治疗,整个过程会成为争斗与输赢的场面。但如果是以"身体"作为治疗的内容,一种与宇宙合一的感觉就会进入那特定的疼痛,让治疗变成一个尚未痊愈之物在本性中漂浮的空间。

真实体就是认知体,是永恒的无边的存在空间,是无际的觉性。

它自然存在,它是我们中的大部分。

我们可以从直接探究短暂生命中闪烁不定的头脑和身体去发现真实体,真实体无关乎时间或空间。时间和死亡与它无关。它是如实的存在,意识和万事万物均由它而生,就好比你检验针尖上有多少可以旋转的电子。

当克里希那(Krishna)轻轻地将这个秘密告诉佛陀,诸神变成了喧闹不已的天空中更多的星星,而他则笑得有如乌云间的一道阳光,还连续下了四十天的雨,刚好将他的喉咙清理干净。

真实体就是有形之物形式之前的原生体。它是许多探究者在旅行吟游诗中提到的比光体、细致的灵体更原初的存在。的确,那光体的光就是无形转化成有形体时所发散出的能量。一般所谓"我们的身体"这个闪烁摇摆不定的身躯是从真实体生出的,是由无形转化成有形时的一点律动。

真实体不是快乐或痛苦、僵硬的肚子或会死会活的肌肉。它就是"存在"的体。和巨大无垠的真实体相比,我们这个摇摆不定的躯体只不过是它表层的一个突状物、一个较小的宇宙。

长期被制约的头脑制造出许多小的和大的各种限制。心则什么也不制造,也不需要什么。只要跟随着自发地从存在的"啊"中升起的认知和慈爱,抓住"啊"的暗示,什么也不执着,就能轻轻地穿过千万重阻碍的意识国度,到达徜徉在它之外的光亮中。

禅师们会问:"出生之前,你的脸是什么样子?"现在我们要问,"啊"这个永恒的存在,生命中唯一的不变是什么?什么是让

"我是谁"、"我将来会如何" 等这些短暂的思考在其中漂浮与闪动的东西？这个我们据以推测万事万物存在的"啊"有开始或结束吗？或者它只是"这个存在"，从它里面，"我们的存在"产生了？

克里希那站在矛盾的意识互相交战的边缘上，转过头来对阿尔迦纳(Arjuna)说：不要在思想和思想中间找答案，要从"这个真实"的优势点去观看头脑和躯体。

> 神灵自然永生；
> 神灵也永不停顿。
> 从没有时间,也从未没有时间；
> 结束和开始都是梦
> 不生也不死,
> 没有改变
> 神灵永远存留；
> 死亡从来不会碰触它
> 虽然死好像是它的房子。

如果你认同自己是这个闪烁不定的身躯，死后你将有所困惑。停! 现在就停,不要认同你的身体。所有短暂的突状物都消失了,不论它是美的或是可怕的,是精致的或是粗糙的。真实体是思想之前的意识,也超越"我和我的"。

混合了"我"和"这个世界"的意识是一个短小的分子链中的原子。我们必须寻找被织进基因中(或宇宙中)或 DNA 内的一个单一细线中的质子, 它迷失在发出微光的双螺旋体内那浩瀚闪亮的光中,而且不断延伸,好像顺着一条乳状通路,直通我们的真实体。

46 初 雪

First Snow

因为这第一片惊奇的雪花
我感谢诸神
克里希那、雅典娜、耶稣与佛陀
他们漂浮在我的真实体内。

甚至在我们闪烁不定的身体中
接近表面的某处
有一个光彩
好像太阳
反射在一个旋转池。
它是生和死的循环
一个外围的天体
一个可能的宇宙。

拥抱忧伤

爱因斯坦推荐冥想
在边缘上没有任何东西
伸展进入"比无物更少"
在那里内容是看不见的
而形式依靠着内容

在旋转世界的表面上
消失在意识中
有一个很远的银河
溶解着有如这些惊奇的雪花
假冒的真实——
不可测度
融化。

47　抗拒的探索
An Exploration of Resistance

　　抗拒是一种不愿意向前,而让我们停留在旧轨道,原地踏步的心境。它是精神与肉体面对痛苦时的反应(reaction),而非负责任的回应(response)。

　　当我们开始练习静坐,或在整个灵修生命的旅程中,有时候会很难进入冥想状态;有时静坐无聊,有时思绪特别纷乱,有时又偷懒,想换个容易些的方法。扰攘不安的思绪,有时是因为冥想中某些旧伤痕浮现到意识的表层,虽然明知成长总伴随着恐惧,但要超越已知的边缘,向外跨出一步,面对那不曾探究过的领域还是让人惊慌不安的。有时只是想着要由别处得到快乐的欲望反而会制造出更多的不快乐。有时只是伴随治疗而来的焦虑。更多的时候单纯只是注意力和能量间不平衡的问题,当注意力大过于当下出现的能量时,我们会体验到"下沉的矿井"(sinking mine)——一个对不准焦距的梦境。如果能量大于注意力则思绪会扰攘不安,注意力无法与当下结合。

以上所有的原因都会增强寻求不同东西的欲望。"寻求不同东西的"欲望就是抗拒。也就是逃离当下的欲望。

向内观察时，我们会发现很难和长期未被探访过的层面作联结，在那里可能有所谓的"保护性盔甲"，某种程度的不安包围着那些我们嫌恶而长期孤立及麻痹的部分，这让我们裹足不前。疲于思考的头脑无法处理这个困难，甚至有时会怀疑，也许冥想本身会"为我们解决所有的问题"，所以，算了！这就是对抗拒的抗拒。

探索抗拒教导我们要有耐性。不是耐心地等待抗拒消失——一般人不是等待就是容忍。人要不是迎向下一刻就是和当下在一起。处理抗拒，探究它并且超越它，就是培养宽容、无分别心及无干扰的认知——也就是既来之则安之的接纳。

抗拒不肯接受"就这么多"的当下，当抗拒发生时，与其绕道而行，不如专注地看着它。看着因为害怕"失控"而握紧的拳头，看着它制造的无助与魂飞魄散的感觉。

大多数人试着观察身体或精神上的痛苦时，很难接近或直接接受这种体验。他们发现很难和痛苦"单纯地坐在一起"，因为长期的束缚和对不认同事物的抗拒使头脑和身体僵硬，这是另一个不成功的行动。抗拒，这个想要逃避痛苦的企图心——像一只被拴住的小鸟，借着一点点微风，振奋双翼，疲惫不堪，一次次惊慌地摔落在地，企图逃离之心所带来的苦，比被暂时拴住的痛还苦。

当有人寻求治疗忧伤，却又被抗拒所困时，我和翁瑞雅会鼓励他们和忧伤在一起："不要绕过忧伤，进入它，拥抱它，抗拒就是冥想的主题。"

不要着急。着急也是抗拒的另一种形式，另一种不耐烦的心境，它使"内在的小而镇定的声音"卡在喉咙里出不来。

处理抗拒和处理任何不舒服一样，一次只做一步。要将痛转变为苦的最明显的成分处理掉，我们需要用温柔和宽容的认知将心打开,去观察头脑中正负面的功能。

处理比较强烈的精神或身体上的疼痛,也许一次只能做十或十五分钟的冥想,那么就休息一下,再回来做深呼吸,一直将气送到小腹,使小腹柔软,再注视呼吸由柔软的腹腔中吐出,不要接触疼痛的部位,直接回到让此刻感觉到最适当的方法,可能是愈合冥想也可能是疼痛冥想或抗拒冥想上。过一会儿,身体的其他部位已在认知的光中歌唱而不再感到疼痛,而身体的某些部分仍然很难直接去碰触它,这还是需要我们耐心地陪伴。如果有什么抗拒或紧张的情绪占据这个部位,就让一个愿意释放这个沉重状态的认知去慢慢接近它。

为了要直接进入抗拒,开始时也许要用可视化冥想(visu-alization meditation)。这个冥想让我们和原先不可能被碰触的抗拒层接触,将强而有力的注意力投射在深深被抗拒束缚以至于和痛苦乃至和外在世界疏离的意识上。

虽然可视化冥想和直接体验疼痛部位的体验仍有一步之别,但它接近问题核心以及最后显露问题的内在本质而引发直接的省察的功夫是非常有效的。

这是一种清除道路冥想(path-clearing meditation),它让我们直接碰触头脑中出现的任何阻碍通往心扉的元素。第一个阻碍常常是阻止直接和阻碍本身接触的力量。

治疗抗拒的技巧建构在,真正了解人是如何紧紧抓住应该松开的双手却顽固不放的本性。如同赶火车或巴士的人,紧紧抓住"仅有的全部"行李。虽然最后安全地坐在位子上,却发现要将抓紧行李的手指放开还不是那么容易。手指变得有如衣夹,钳着行李不放,有时甚至要剥皮般将手指一根根掰开。敞开心胸很多时候就是一个苦的过程。我们的头脑原本像熟睡中婴儿的手,本性既温柔又开放,但受到欲望和恐惧的包围,它变得好像拴牢在一起的梁和木一样很难分开。明了欲望和恐惧不是问题,忧伤在于我们认同并且紧紧抓住它们不放。放下欲望和恐惧才是治疗的开始。

去理解障碍不是永久的,就有能力和意愿去深入探究它,并且可视化冥想可以与障碍部位作开放性接触,知道这个方法的人会发现这个练习很有效用。开始看着一双大手抓住头脑中的或身体上的疼痛,这就是抗拒的拳头,它紧抓住不舒服不放,将不舒服变成痛,最后终于感到好苦。

在向内探索的过程中,一旦发现身体和精神状况实在太僵硬,抗拒得太厉害,就好像有"碰壁"的感觉时,最基本的正念冥想练习就要被召唤回来,让我们全心全意地回到呼吸上。此外,障碍冥想(hindrance meditation)、抗拒冥想及沉重心情冥想等也是有效的工具,它们可以帮助消解顽固的执着和盔甲,使我们回到自己生命中的真实本性的愈合中。我们要深入探究我们脚下的泥土,因为抗拒正好不让我们稳重地走在大地上。深深叹一口气,将抗拒放下,大地会升上来,支持你的每一步。

信任是愈合过程中抗拒的天敌。没有信任,我们和忧伤是分离而不是合作的。不要批判"判断心",也不要将"冷漠"关在门外,不要躲在僵硬的身体盔甲中假装没事,只要放下抗拒,用宽容和认知寻找头脑和身体中每一个开放之处,愈合会自发地升起。

在向内观省的旅程中,抗拒很明显地展露出来,我们就会看到抗拒这个拳头,一根根僵硬已久的手指被慈悲和认知打开,而长期执着不放的苦也随着手指一根根地被打开得到释放。

放下苦是世界上最困难的工作。

了解了长期累积、一再被强化、不断增厚的抗拒的拳头原来不是"保护者"而是"狱卒",开始将囚禁我们已久的老旧、过时、肤浅、生锈的抗拒松绑,我们就能明白抗拒的拳头夸张地将不舒服的心情转变为极度的痛苦。让手指头一根根地弃械,就能慢慢地让包围在不舒服四周的紧张投降。

为了测验这个方法的真实性,我们可以用最大的意志力将一些痛苦压住，你会感到一股超乎寻常的痛升起，现在做几个放松的呼吸，软化所有疼痛的四周——让痛漂浮着。现在感觉如何？

臣服不是抵抗，是放下抗拒。向我们的痛苦打开心扉。唯有接纳才能结束痛苦。

从注视抗拒这个紧握的拳头开始，观察它如何紧握痛苦并且阻碍心扉的开放，它如何使头脑摇摆不定，增加不安。刹那的洞察力能让我们看见顽固的抗拒如何制造苦痛，可以改变我们整个想法。让洞察力进入那个造成我们生活困顿与阻碍我们打开心扉的东西里面，注视而不需作任何改变，这已经是对抗拒不再抗拒的样貌了，如此我们也在愉快地接近老早前向我们提出警告的信号。心扉向痛苦敞开，是的，我们正在学习在地狱中将心门打开。

当头脑中开始制造抗拒，我们考虑用冥想的方法去陪伴抗拒时，这意味着我们已超越过去的抗拒，愿意不抗拒地让痛苦的心境漂浮在认知中。也就是说，我们慢慢地开始释放痛苦四周的盔甲，允许一个广阔的知觉进驻痛苦里面，让治疗进来。看着这个拳头，想起来要松开它，再一次想起它开放的本性，叹口气，让紧张化为一股清新的暖流释放出来，慈悲充满着柔软的身躯，亲切体贴地对待它。一刻接一刻地臣服，放下，手指放松，在麻痹很久的痛苦四周松开来，不再阻止生命中的痛苦，让它存在。

在紧握的拳头中发现原来只要一松手痛苦就痊愈。那个巨大的"未知"正是奇迹和真理的切入点。我们看见，张开的拳头中静静地躺着无限的宝藏；它被称为"满足希望的珍宝"。而这双放开的手也被视为神圣的服务之手，它推翻钳制愈合的障碍。

在可视化冥想中，因为紧握的手指已松，所有围绕在痛苦附近的韧带、肌肉和肌肉组织都会软化，不舒服的感觉以它本来的面目出现，它会漂浮在比旧意识更广阔的空间内。

可视化冥想应用得很成熟，会引导我们进入更大、更广、更开放的空间，在那里，认知直接进入每一个感觉的宇宙脉动中心——每一个痛苦、每一份麻木、每一个不信任的子宫、每一个痛的心和恐惧的头脑——然后发现得到自由是我们与生俱来的权利。

观看而不必有任何行动，当慈悲的认知直接进入一个沉重的心情之中，承认它短暂的天性并且不扯它后腿，这个沉重的心情会自然地消散于无形，我们也就发现了认知的解放能力。而宽容和爱以及慈悲与认知的结合就是放下。

留意着爱和慈悲如何平衡沉重的思绪，而恐惧、怀疑和愤怒又如何阻碍心完整地开放，人的身、意分裂，在这样的观察中才能感知自由的存在。在崭新而清醒的慈悲之光中，我们看见执着的痛苦在里面漂浮、分解。

是的，只要认真看着抗拒的本性，我们会直接体验到，它如何限制我们，使我们变得封闭、生锈和功能失调，向抗拒开放，信任它，并向过去的不信任张开双手。

抗拒是我们不肯放下各种小恐惧时握得紧紧的残缺不全的拳头，我们一直在活埋自己，直到慢慢松开拳头，放下那些害怕"失控的时刻"，也放下"我们的恐惧"会漂走的想法，在当下的恐惧中，让"被吓着了"的感觉自由地漂浮。

放下我们的痛苦，我们变成了"放下"这件事，而不是不再痛苦。我们自由地漂浮着。

有一位朋友在灵修生活中一直遭逢阻碍，因为他不成功地试图避开对冥想的强烈抗拒以及其他的各种痛苦，最后终于还是向痛苦投降，于是在厨房的墙上挂了一幅卷轴：

不要绕道而行
进入它里面——
放下它
和它在一起！

48 观想抗拒导引

A Guided Visualization on Resistance

（缓缓地念给一位朋友听，或默念给自己听。）

舒服地坐下来，如果需要可以躺下来。

让自己保持这个姿势，注意力完全集中在当下的身体。不急，慢慢来。

开始慢慢地将注意力集中到身体或精神上不舒服之处。不要想去改变它。

将认知带到想要去探究的身体部位的感觉和知觉上，别去试图改变它，观察就足够了。

在疼痛的部位周围有些紧张吗？想逃离这种疼痛吗？

让你自己随着那里的感觉走吧。

当心去接近这个受伤的头脑、身体时，是否有恐惧和抗拒在阻挡呢？

注意任何反对向这个不舒服敞开怀抱的感觉。反对就是抗拒。

拥抱忧伤

有困难的感觉浮现吗？

当头脑和身体的反应对立时，紧张吗？

困难的是不承认这个困难。是什么将不舒服转变成了痛，最后又将痛转成了苦？心里是否想把它推走，去控制它，或者是把它变成别的什么东西？

抗拒不请自到。既然已经来了，邀请它进来，向它敞开胸怀，去探究它。

沉静片刻，不要拒绝这个抗拒。不要将对痛的反感推开。让抗拒进入拥抱抗拒的认知之中，一个无抗拒的空间之中，这里没有批判，也没有恐惧。

在身体的哪个地方出现了抗拒的知觉？

每种精神状态都跟身体的某种特征相关。

你身体的抗拒模式是什么？

是否身体的一边比另一边更加敏感？

你的舌头在嘴中的什么位置？紧紧顶着嘴的上方吗？或蜷曲在嘴的下方？或顶着下面一排牙齿？

留意头脑和身体对这种不舒服的排斥，或者想甩掉它的意图。

想一下在我们的疼痛周围徘徊的抗拒的拳头。

注意这拳头如何紧抓痛苦不放，不让它离开半步。注意它如何将不愉快转化为焦虑。什么地方给我们的生命留下过空间？

看这个紧张的环扣如何紧抓痛苦不放而将它扭曲成苦。

看看身体如何紧抓、俘获每一种知觉。

看看头脑如何咬紧牙关对抗它不想要的东西。

开始慢慢地打开那紧闭的心扉，最微小的抗拒都可能是很苦的。敞开怀抱。

放松。

让各种知觉和感受漂浮在宽容的认知中。

接受当下，这个时刻改变着的当下。

拥抱那些知觉和感觉，放轻松一些。

每时每刻都让抗拒的拳头张开。想象一下将痛苦层层包围的手指。给一些空间让各种知觉和感受去体验宽容和认知。

让不满足被张开双手的宽容和认知接受。

放下疼痛。为什么还要紧握它更久的时间呢？放下它，随它去。

不是将它推开，而是让他进入慈悲和温柔的认同之中。

让围绕在知觉和感觉周围的都放松，松开拳头，张开双手，放下，看它本来的样子。

握紧拳头的手掌也松开了。手指也松了，张开，向所有知觉和感受打开。

每一刻的放下，向增添痛苦的恐惧投降。让各种知觉和感受自然升起。

让紧张消逝在放松状态中。

知觉和感受在边缘消散。各种知觉在当下的每一刻，溶解在慈悲和认知的怀抱中。

一刻接一刻地放下，一刻接一刻地放松。

拳头张开了，手指也轻松了，知觉不再被抗拒囚禁。

敞开怀抱，自由地漂浮在轻松之中。

痛苦在边缘软化，消逝在空中。

抗拒溶解了，只剩下一刻接一刻的感受和知觉升起，接着消逝在柔软的空间。过去抗拒痛苦和不舒服，甚至抗拒愈合——现在这个抗拒的拳头向内在的生命张开了。

用轻松和关爱接受这一刻。

认知和感受相遇，一刻接一刻地消逝在认知中。身体和头脑都轻松了，开放了。

知觉和感受升起来又消逝了，在轻松而开放的身体中自由地漂浮。在浩瀚的意识中漂浮。

一刻接一刻地放下。一刻接一刻的慈悲和宽容。一刻接一刻将残存的执着释放出来。让抗拒中最微小的触觉都消逝在浩瀚的空中。抗拒的抗拒消逝在空中。

只剩下这柔软开放的空，在那里万事万物都漂浮在宽容的认知内。放下所有一切，进入浩瀚的心中。进入存在的心中，进入你内在本性中最宽容的仁爱中——它们超越身体、超越意识。超越广袤无边的空。

只有存在。

在超越身体和意识的空中，心可以容纳万事万物。

有效的抗拒

在经历探索恼人的抗拒王国之后，这里还是要说明抗拒本身并非一直都无效用。抗拒不公不义之事是一种怜悯。但拳头还是要打开才能成功，这需要正念的集中。

耶稣这位改革者提出"不要抗拒魔鬼"的说法，似乎是十分奇怪的事。其实他的意思是说，为了抗拒魔鬼却滋生对自己更大的伤害，反而是很残忍的。了解魔鬼的本来面目而且温柔地对待它，是所有改革者(以及大部分的我们)真正的功课。

当我们决定不再用旧模式，不再重蹈覆辙，我们已在孕育不自我伤害的抗拒模式。也就是说当头脑哭喊着生命没有价值时，心就暂时和这个绝望的意识在一起，认同这个没有价值的感觉，接纳这个不满足的想法，让这一刻我们在"不满足"中得到自由。现在抗拒成了有意识的回应，而不再是无意识的反应。这是光明之路的另一光景。

49 核对真实

——一个意识的实验

Reality Check:
An Experiment in Consciousness

要增加日常生活的清醒度，我们必须在事情发生的那一刻就知道它的发生，除此之外实在没有更好的方法。可是认知当下是非常不容易的事，因为我们总是被欲望和害怕控制的头脑带离当下，不是想到下一刻就是回到过去的经验里，就这么迷失在想要控制或无助的僵硬思维中。

和完整的自己相遇，一些坚持是需要的。我们不能把冥想留在冥想垫上，却期望在日常生活中得到慈悲智慧的支持。日常生活中，我们每天可能要做一百个软腹深呼吸才能让自己认知在当下，不过，我们当然要先知道头脑又执着起来了，小腹也紧张了。

在日常生活的律动中"核对真实"（reality check）鼓励我们自我检验，有了注意力这个了解的基础，才能在事情发生的当下感受到它的发生。核对真实照亮我们迷糊的瞎眼，让我们在执着的那一刻得到自由并且加深自在和游戏的感觉。

做"核对真实"的练习,可以将洞察力带入日常生活中,反射出我们正在寻觅的愈合。这是一种自我投资,与自己并肩作战,总是能抓住事件的中心。

它是亮光的一部分,引导着我们向悟道走去。

核对身体

小腹紧吗?

括约肌感觉如何?

臼齿咬得紧紧的吗?

现在的身体形状是什么?

舌头在嘴内的什么位置?

接近上颚吗? 在牙齿上方? 牙齿下方?

朝下蜷曲? 顶着下颚?

喉咙感到紧张吗?

要将一些内在的真实吞下去很困难吗?

你的心脏如何?

核对头脑

现在你的意识状态如何?

是愉快还是不愉快?

有没有抱怨?

内在声音的音调是什么?

它在对你说话或在抱怨吗?

有任何批判吗?

有攻击吗? 害怕?

希望的想法如何使痛苦更鲜活?

抗拒? 放松和放下这些感觉如何影响目前的状况?

核对心灵

胸膛觉得紧吗？

有悲伤在那里吗？

疑惑？害怕？生气？欢愉？

有哀伤吗？

不论在身体、头脑或心灵中发现什么，都向它敞开怀抱。

用心将它吸进来。

感觉内在的平静。

身体和头脑的其他部分对这种逐渐开放的柔软有何回应？

呼吸透过盔甲或抗拒和在它们下面的神圣的心联结吗？

那个"镇定而细微的内在声音"有什么建议？

50 疼痛处理

On Working with Pain

疼痛创造身体
正如悲哀创造头脑。
疼痛使身体
很小
我们忘了我们的真实体——
那个存在的体
从这个小小的
僵硬的小腹,
出生
和死亡的躯体浮现。

有人说:"疼痛是爱"——
他们惊慌了! ——
但是疼痛确实提醒我们
一次又一次

多少慈悲
被需要
要整全
爱如何治疗
最深的伤害
并且再次肯定土地
在我们脚下。

当疼痛和爱相遇
苦的世界消失了。

当疼痛相遇在心中——
柔软了身体和头脑——
空间加大了，
围墙不见了，
我们被单独地留下来
和神秘的存在
那真实的我们
虽然身体在哭泣
但并未关闭起来
于是疼痛开始漂浮
在某个大些的东西中。

然后在这个开放中
疼痛进入
不掺杂任何东西
或缓缓渗入——
这个慈悲的心中——
任何地方都没有苦。

51　探究疼痛

An Exploration of Pain

　　处理疼痛的能力是需要长时间慢慢学习的。处理疼痛意味着要习惯面对那个不请自来，企图自动介入，想阻止我们向内在探究的抗拒。了解不愿深入探究生命的习惯，让我们学习放轻松，学习给疼痛一些空间，让它最后可以单纯地在认知中漂游，而不是像往常一样被拒绝接受。

　　我们从小接受的教育，让我们对疼痛的反应是害怕和焦虑。例如走在地板上，脚趾不幸撞断了，此刻立即的机械式反应是什么？是让这个刺痛的感觉被慈悲和关爱拥抱，注视它、抚慰它，用无限宽容的认知去接纳这个痛？还是你意识到旧习惯总是把肉体的痛转变成精神上的苦，排斥这个疼痛，憎恨它，责备自己无能控制它？这种对疼痛的抗拒是不是强化了阻碍治疗的老边界？

　　企图逃避疼痛，使痛变为苦。不拥抱当下，不让前一分钟的沉重心情轻轻地漂浮在浩瀚的空中存在，都是将痛转变为苦。探究不舒服被称为"进入终结苦的痛"，这是一个直接体验由多元感觉汇集而在神经系统上形成的,我们标示为痛的感觉,而且在它们还未掉进对不舒服的疯狂抗拒那个既深且长的凹痕中卡住之前,我们就要去直接接触它们。

进入那个终结苦的痛,也就是带着慈悲的认知进入不舒服的心境。用无限宽广的心胸去回应僵硬的头脑和身体。注意一直在改变的思绪,记住要呼吸直到小腹放松。注意看旧的反射模式在过程中消解。

疼痛会刺激忧伤,因为它揭露了深切又隐而不见的企图心,它使孤独感、自厌自弃、被遗弃和不信任的感觉倾囊而出。它还会扩大自我批判的感觉、无助感和恐惧。最后抗拒疼痛的老习惯,还用罪恶感、失败感和无助感攻击我们的"内在儿童"。

是的,处理疼痛和向忧伤敞开怀抱是一样的,通常两者都不会用正念去接触,一直要等到它们苦到连抗拒的心都无法否认时才有可能被关照。但在这之前,我们要在心中挪出空位,让疼痛或忧伤安顿下来,并且用慈悲去公平看待它们是十分困难的。

好比你和我走入体育馆,不论任何一个人或两人合力,也肯定不可能举起三百磅的举重石。肌肉会紧张疲乏,肠子会打结,我们也会怀疑自己的能力。但如果一整天只做五磅、十磅的练习,则会慢慢增加举重的能力。

不要等到日常的失落或疼痛大到痛苦不堪,连阳光都被遮住了才想用心去探究它们。平时就向小的失落与孤独感开放,才有可能学会处理大的哀恸,等到被痛苦折磨得要发狂(到了三百磅的力量)才去处理它,可以想见困难度会有多大。所以要由学着处理轻微些的痛苦,十磅、二十磅,从发炎的喉咙、轻微的擦伤开始。在头脑还来不及用害怕、想逃避的模式去混淆心的感觉之前,就在心和不舒服之间建立一个联结。

很少培养对小疼痛的开放,我们就会发现面对大痛苦的情境时我们会退缩不前。不处理许多不愉快的小事——谴责断趾,心僵硬退缩了,就只会留下苦让我们承担。

花些时间探究不舒服的情绪，可以了解不舒服的本质以及因为害怕而匍匐在地上当鸵鸟的想法。从疼痛的本质中学习到"抗拒"如何使疼痛扩大，才有可能学习如何放下，也学习到某些不受欢迎的心绪出现时，如何单纯地允许它存在。这也是再一次认知到除非全心全意陪伴快乐的心情，否则我们实在无法知道快乐是什么。正如一位朋友所说："你无法快乐，除非你学会如何不快乐。"

与疼痛相遇的忧伤是长期被压抑的固执，是旧习惯输赢的残余物，当头脑找不到出路，无助感出现时它就会浮出来。执着于不愿面对疼痛的习惯会增加苦的深度和广度，使人痛苦煎熬。

《生死之歌》(译注：拉维的另一本著作，原名 Who Dies?)中最长的一章就是在探讨疼痛的处理。与其在此重复这冗长的探讨，我们向你推荐那份资料。

处理精神或肉体上的疼痛的关键字眼是"柔软"，放轻松。柔软有神奇的力量，为我们创造出向内深入探究和放下所需的空间。

疼痛和忧伤有一个相似的元素，这个元素不但可以将压抑一辈子的固执带入认知中，还有一股极大的净化、治疗和解放的力量。多年来心理医师和瑜伽行者在躺椅边或洞穴中挖掘出的材料，都是当下立即可被观省的素材，过去被称为"无意识的"那些几乎意识不到的存在，现在让它重见天日来到意识中。让我们明白我们无法放下自己不接受的东西，有认知地接近早先被埋藏的材料，才有可能提供意义深远的完整治疗。

但是说来容易做来难。处理痛苦需要无限的慈悲。常常在突然之间痛苦袭来，锥心至痛，浓稠到没有喘息的空间，但多半最后还是会被心接纳的。这是"抗拒"进入疼痛造成的后果，不被探究的五十磅痛苦会累积成三百磅。虽然我们看到这个过程发生，也发誓要更深地察觉它们，但仍会感觉帮助不大，因为旧的束缚和习惯总是抗拒着我们，而和疼痛及忧伤作联结。因此，刚开始我们只能和疼痛作短暂的接触，虽然会感到于事无补，但事实上我们正在建立新的规则，也就是正在向每个当下敞开怀抱，也向下一个当下敞开。我们慢慢地在清除有旧障碍的道路。不论在什么情况下，当行动遇见困难时，任何一个细微的动作都是有价值的。伟大的愈合就是在认知朝向我们曾弃置不顾的事情时发生的。就好像汤姆士摩顿(Thomas Merton)所说："我们真正学会爱和祈祷，是在祈祷已经失灵，而心变成石头的那一刻。"

当疼痛累积到变成苦难，头脑向慈悲求援时，心就开始提供治疗。受伤越深，心越深入，把它抱得更紧。伤痕越接近表面，充满慈悲的认知越能伴随它们进入内部去寻根。所以，唯有张开双臂拥抱忧伤才能结束忧伤，同样的，进入疼痛才能终结痛苦。

越想挣逃，套索束得越紧，带着慈悲的认知迎向不受欢迎的东西，捆绑才会松弛。直接进入被害怕蒙蔽和排斥的思绪中，就是参与一生愈合工作的开始。

52　软化疼痛冥想导引 I

A Guided Meditation on Softening Pain　I

（缓缓地念给一个朋友听，或默念给自己听。）

试着找一个舒适的姿势，将自己安顿在这个姿态中。

慢慢让注意力向不舒服的部位转移。

觉察不舒服的部位是什么样的感觉？

让疼痛就在那里。

头脑和身体在打仗吗？有很强的抗拒心吗？意识在责备身体吗？

不舒服部位附近有任何累积的恐惧吗？

注意看看是否有旧的恐惧围绕着不舒服的部位，将痛转为苦。

抗拒这个痛以至于到了惊悚的地步吗？

注意不舒服部位附近出现的感觉。

开始放松所有精神及身体上的不舒服，让围绕在疼痛附近的皮肤和肌肉都放松。

张开不愉快附近的害怕和抗拒的拳头。

将那附近的紧张释放出来。

放下，放下这个执着，这个把当下变成苦涩的抗拒和担忧。

放下。

用愤怒、害怕和无助抓住痛是很苦的。

松开它。

让痛开始在认知中漂浮，而不是让它卡在身体中。

感受时刻变换，心灵时刻敞开。

向感受的每一个元素敞开。

放松肌肉。

放松肌肉，在慈悲与仁爱中去接纳这一刻。

让害怕、愤怒和失败的感觉消逝在柔软中。

每一刻都是全新的。

放松每一个感觉。

注意最细微的思想和执着如何试图重建紧张。

放松。

随时放下。

记住，疼痛一直在呼唤慈悲——一次又一次，再一次的放松。

让不舒服在那里，不必紧握不放，也不必将它推开。

放松，进入每一刹那的知觉和感受的核心内。

用宽容及原谅的心与痛苦相遇。

温和地向愈合靠近，不要释放出挫败感和无助感。

最后，让当下这一刻只是单纯地和慈悲以及从柔软的肌肉内升起的感受相遇。

放松韧带。

放松每一个围绕在感觉附近的细胞组织。

让每一个感觉都在柔软中漂浮。

宽容及仁爱的心向自己、向当下这一刻、向不断变化的感受靠近。

温柔地放松所有韧带附近的感觉。

不要抛弃任何东西。

让"抗拒"消融在一声叹息中。

放下长期萦绕的害怕和疑惑。

意识的拳头打开了。

更深的轻松开始渗透进入那个抓紧痛苦不放又祷告恳求，却又向痛苦宣战的头脑。

感受意识中释放出的紧张，就好像宽容软化身体上的不舒服一样。

慈悲。

害怕、怀疑和愤怒不停地升起，又不停地消逝。

每一个意识的活动都消失在下一个当下里面。

空间扩大了。

僵化的反应消融在意识中柔软的回应里。

身体放松着，接纳每一个当下。

不停地软化所有出现的知觉。

放松肌肉组织，放松肌肉，放松随时从体内升起的体验。

放松每一个细胞的核心。

将宽容和仁爱送给在空间升起与消逝的每一个知觉。

每一刹那的知觉被轻轻拥抱的认知接纳。

放下不舒服。

让不舒服在慈悲的认知中漂浮。

让思绪在心中漂浮。

在慈悲开放的心中接纳当下。

在身体那柔软的空间中，接纳那些被抛得远远的银河星群。

在这个浩瀚的身体内，如此宽容、如此仁爱地接纳每一个当下。

放松。

用慈悲的认知打开这条我们生来要持续治疗的道路。

疼痛漂浮冥想导引 II

A Guided Meditation
on Letting Pain Float. Pain II

（缓缓地念给一位朋友听，或默念给自己听。）

当第一次冥想将身体放松，并且成为你自己的冥想时，考虑延伸这个练习。

找一个舒适的地方坐下来，让你的身体放松，让各种感觉来去自如，

让你的身体和头脑跟着感觉流动。

当你向此刻的身体敞开怀抱，也请用相同的态度接受头脑，放下所有的感受和知觉。

只有放松和开放。意识不鼓励任何地方的执着。

静静地观察不断漂流而过的影像和升起又消逝在柔软小腹中的感受。

感觉和思想在空旷的柔软中升起又消逝。

放下思想，单纯地让它们自己走开，看着它们消逝在它们自己短暂的本性中。

让思想在空中漂浮一会儿,让它消失在过程中。

让思想在这个空中自己思考。

不论什么思想升起,让它在那里漂浮。

不要干扰它。

不论何种感觉升起,让它一样漂浮在广袤的存在中。

思想、知觉和感觉漂浮在无界限的空中。

你不是这个痛,也不必思考有关这个痛的种种,单纯就是这个痛它自己,不靠近它也不离开它。

只是敞开怀抱,去体验当下这一刻的知觉、这一刻的思想、这一刻的感受,这一刻嗅到什么、听到什么和触到什么。

生命永不停歇地在没有边界的空中展开,超越了它的定义。

当害怕的因子升起,让它消逝在当下这一刻的疑惑中,又消逝在下一个当下升起的轻松中。

自由地漂浮。

每一刻的意识都像一个泡沫,在无垠的空中漂浮。

感知思想的渺小,察觉思想如何一刻接一刻地消逝在思考过程中。

感受那广袤的觉性。

察觉那个空间,思考的过程在其中漂浮。

在头脑及身体中浮现的任何东西都是无常的。

怀疑、困惑、期待、害怕,就让它们过去吧!

不要执着在任何地方。

各种思想和各种感受一样都会消逝在空中。

当下这一刻升起,又消逝在下一刻中。

自信、轻松、信任从心底升起,在空间容纳不舒服的感觉。

旧的思想消逝在轻松的清醒中。

观察这些思想和知觉的流动。

万事无常,不断升起,又不断消逝在存有的流动中。

各种感受在身体内漂浮,无常如是。

身体放松,感受最细微的刹那感觉。

头脑也放松了,接受瞬息变化的思想、感受、知觉和永不掩盖的体验。

整个身体放松、开放、不执着、不畏缩,允许它们以本来面目毫无干扰地出现。

没有一丝一毫的依恋或指责。

各种感觉和思想升起,不抗拒、不执着、不逃避、不捆绑,只有柔软开放的空间。

放松每一种体验。

甚至于我的声音(引导者的声音)出现后,也立刻消逝在伟大的空中。

听着所有的发生。什么事也不要做。

只有声音随时在广袤的空中改变。

感觉存在的空间光芒四射。

这个存在的空间里包含了每一个声音、每一刻的思想、叹息和感觉。

当下的听跟随着下一刻的看,跟着一个思想的冒出。

所有这一切都漂浮在无限宽广的认知中,它们一直自动自发。

我的声音、汽车驶过的声音、飞机凌空而过的声音,所有都在没有边界的认知的空中发生。

一切都没有疆界,认知延伸到宇宙的尽头,超越它。

让头脑变得和这个伟大的伸展的空间一样大。

每一次体验都像一片云漂流过这个无限的空。

每一种感觉、听到的声音、看见的事物、嗅到的一切都不断地在改变,捉住它自己,又让它消逝在无限的空中。

马上感受一下认知如何在当下存在于每一个地方,向每个方位伸展,没有疆界,只有容纳,无限宽广。

没有边际的存在的空不再被有形的身体边界包围。

知觉的完整园地漂浮在无边际的空中。

认知不再被束缚在身体内,不再被束缚在这短暂的知觉中,它向外扩展到每一个地方,放射到空中。

它不再容纳在这个房间的空间内,也不在这个星球的大气层中。

认知会扩展到无限的空中。

让这个无疆界的认知成为那个开放的头脑,它什么也不执着、什么也不制造、什么也不阻止。

它让所有东西漂浮而过,没有丝毫的迷失或干扰,观察每一个和任何一个声音、叹息、记忆和感觉,让它们在巨大的认知中升起、消逝。

每一个声音在空中升起和消逝。

每一个知觉、思想、感受在认知中漂浮。

任何地方都无边无际。

无边无际的空在无限的认知中展现它自己。

身体放松了,各种知觉在无限的空中漂浮。

头脑开放了,清醒了,思考过程毫无遮掩地在没有结束的空中进行。

让身体的界限、头脑的界限消融在无限的空中。

各种感受、知觉在认知中漂浮。

每一刻的改变,在纯净的认知中漂浮。

在广袤的头脑和开放的心中,身体像初生婴儿般被母亲温柔的双臂拥抱着。

认知拥抱万事万物,什么也不执着,思想消逝在无限宽广的心中。

各种知觉自由地漂浮、消逝在空中。

消逝。

只留下空。

只留下平静。

54 疼痛情绪的探索

An Exploration of the Emotions around Pain

　　放松小腹，探究头脑或身体的痛苦看起来没什么吸引力。而向深藏在内心的忧伤、愤怒敞开怀抱，看起来似乎有些极端。培养宽容和认知，用新的温和态度去接受不服输，对很多人来说，有些古怪。对很多探究呼吸中的呼吸的人，生命的本源似乎只能给他们的脸上增添更多的不舒服和困惑，而且毫无用处。

　　但对某些人来说，在他们内心深处，希望把困难和痛苦当作一门课程，以达成尽可能更加深刻的愈合和爱。

　　我们看到许多人开始带着宽容的认知直接进入他们精神与肉体的病变或伤口，以及癌症、艾滋病、心脏病、恐惧、忧郁、脊髓侧索硬化症以及其他各种硬化症等所造成的深层影响。虽然没有人体验到身体的痊愈，但却开始体验到内心深处的愈合。在一个人从未满足过的一生中，头一次有了满足感，内心里有些东西开始改变它和精神及肉体上疼痛的关系。即使疾病本身并未被治愈,但心却接受了某种程度的整合。因为他们大多都已看到,早先他们最大的困难——想要疗养的精神或肉体上的问题已经不再是困难的中心,这些困难反而成为他们参与生命发展过程的新焦点。

因为精神及肉体的病痛才让我们看到,我们对自己多么不宽容,并且多么习惯于自我逃避。让我们回到前面提到的折断脚指头这件事来看一看,对于那个受伤疼痛至极的断趾,我们是如何嫌弃和厌恶它。我们感到被断趾背叛,我们恨它,在它最需要被慈悲温柔地拥抱,被心灵关怀的时候,我们却将它推开,正当大度的放下可以让治疗进驻的时候,心门却关上了。现在无需再用旧的反应态度了,想象一下当断趾发出疼痛的呼声时,用全然慈悲的认知去感觉和接受这一刻的疼痛,让疼痛这个感觉就在那里,去体验它,让它在怜悯中漂浮。不必制造它,也不必抓住它不放,只用温柔和关爱在这疼痛的当下一刻拥抱它。想象一下,如果在日常生活中,我们多用一些心在我们所嫌恶的事情上面,会是什么情况?

做这种疼痛练习,我们几乎可以进入任何精神或肉体上的疼痛与它们接触,并且宽容地在这些疼痛的周边发现过去残忍地对待自己而存留下来的阴影。宽容地等待已经很疲惫的头脑。当认知和痛苦靠近,许多自动围绕在不舒服四周的思想和感受会有节奏并且强而有力地升起;也许是些许的愤怒、惭愧或罪恶感在陪伴着疼痛,或者把自己看成是一个失败者、或者觉得自己是个低能儿。因为我们从小只学会用害怕对待痛苦,我们体验到的总是自苦自怜。我们控诉痛苦和受苦的人,常说:"活该!"或"我好笨,让这件事发生。"我们对自己太残忍了,对我们精神和肉体上的疼痛,我们只有抗拒和指责,很少用心去陪伴它们,当它们最需要被抚爱的时候,我们只会生闷气而不曾想要让它愈合。

现在,再也不需要审判过去那些对痛苦的愤怒、害怕或批判了。惊奇的时刻即将来临，只要不指责，我们就会看到过去如何把自己堵塞在认知之下，不去访查痛苦，这样做的结果反而烧焦了我们的心，使我们度日如年。痛苦让我们自厌自弃、抗拒愈合，但用心去探究，过去阻碍愈合的绊脚石会成为未来通往自由解脱的明灯。

55 疼痛情绪冥想导引

——疼痛篇 Ⅲ

A Guided Meditation
on the Emotions around Pain. Pain Ⅲ

（缓缓地念给一位朋友听,或默念给自己听。）

闭上眼睛,将注意力集中在呼吸上。

让认知来到感觉上。

当认知开始建立对当下的感受,就让它靠近不舒服之处。

感觉一下那个不舒服之处的感受。不要改变什么。也不要做什么。

就让当下的各种感觉自然升起。

让它以本来面目出现。

当认知靠近不舒服的附近时,是否有紧张的感觉出现?是否有什么东西感觉僵硬?

有什么东西想要阻挠我们的探究吗? 它不愿意我们往深处探究吗?

只是注意是什么样的抗拒心出现。

注意在认知靠近之处有什么阻碍。

在不舒服的周围有什么执着放不下的感觉吗？

检验它。但不要作任何改变。

接受当下这个样子。

不必定义任何东西。知道也好，不知道也好，只要接受当下这一刻。

当认知和不舒服部位附近的感受开始有所联结，当下浮现出来的感觉是什么？

有什么想法升起吗？

有特别的感觉伴随着不愉快的知觉吗？

有其他的影像出现吗？

什么声音伴随痛苦而来？

围绕在不愉快的心情周围的感觉是什么声调？

它们以相同的主题重复出现吗？以特定的想法出现吗？

害怕或羞惭？

愤怒或疑惑？

不要制造任何东西，只要用接受的认知去接受当下出现的东西。

有什么感觉阻碍慈悲进入痛苦吗？

有什么感觉抗拒愈合吗？

这个痛苦代表一个未完成的事件、一个未了情吗？有一些忧伤吗？有遭到背叛的感觉吗？有挫败感吗？

我们对自己多么残忍。

在头脑中紧张的感觉造成身体僵硬，紧紧缠绕住了疼痛？

你的生活变得紧张吗？

你身上有没有什么感觉、情绪与不舒服有关？

有没有罪恶感或怀疑的感觉？有没有背叛的感觉？有无助感和绝望感吗？

围绕着痛苦的忧伤让痛苦更自由还是更不自由？

对自己慈悲，放下执着。

软化不舒服。

让你的身体向所有的阻碍和执着开放，让它们放松。

放松不舒服部位附近的肌肉纤维，让不舒服的感觉在慈悲的认知中漂浮。

让身体拥抱受伤的部位，好像拥抱唯一的孩子一样。

不要推开任何东西。

向当下出现的每一种感觉开放，放松肌肉，软化纤维，软化所有包围在感觉附近的僵硬。

让当下的感觉被慈悲的认知接受，用仁爱的心去接纳它们，不必害怕，也不要颤抖。

心甘情愿地让它去，让它漂浮在空旷的心中。

任何伴随着不舒服的行为、思想和感觉，都让它们遨游在心中。

让我们的头脑和身体每一刻都被慈悲和柔软接受。

任何在认知中升起的东西，就让它面貌如初。

注意看一看，批判、害怕甚至于期待愈合的心情如何使身体或头脑紧张起来。

让头脑中各种思绪及想象来来去去。

注意期待会引发紧张，让这份紧张也在慈悲的认知中漂浮。

注意看顽固的思想如何使身体僵化。

看一看放松它的过程。

注意看看不舒服如何扩大。

继续放松它。观察并软化这个不舒服，让不舒服漂浮在无边的认知中。

让每一个感受和当下每一刻的知觉升起并且消逝在柔软、开放的空间中。

每次都用一颗虔敬的心去接受每一种情绪和感觉，连最细微的紧张都不放过，在柔软中察觉执着，让认知进来，让愈合进来。

让慈悲认知的开放空间接受不舒服部位瞬息变化的流动。接受瞬间变化的各种感觉、感动、情绪、希望、害怕和深层的愈合，当我们不执着时，它们自己就会浮现出来。

让所有在头脑中和身体内升起的东西在慈悲和认知中自来自去。

让心接受这一切。愈合会直接进入，了结未了情。

放下苦，痛就可以在疼痛的身体吁求慈爱的渴望中漂浮。

56　终结未了情冥想导引

——疼痛篇 IV

A Guided Meditation
on Finishing Business around Pain. Pain IV

[这个练习是探究疼痛情绪冥想（exploration of Emotions Around Pain meditation）的一个延伸，对那些诊断不太明确的严重疾病患者特别有效。]

找一个舒适的地方坐下来，闭上眼睛。

将注意力集中在呼吸上。

让认知专注在随着每个呼吸而来的感觉上。

慢慢地让认知和感受处于当下之中。

感觉呼吸进出鼻孔。

专注在伴随着每个吸气及每个呼气而来的感觉上。

正念，呼吸。

当认知投射在感受上时，除了呼吸以外，再感觉一下身体其他部位的感受。

让注意力向其他感觉转移。

头脑里熟悉这个疼痛吗？只要注意正在发生的事就好。

不要制造任何东西。

只要用清醒的认知去面对当下。

让认知更接近感觉。

让认知接近在疼痛附近升起的一刻接一刻的感觉的核心。

当认知试着接近这个不断升起的感觉的核心时是什么感觉？

什么样的情绪缠绕在这些感觉附近？

多种不同的意识状态升起要"保护痛苦"，但却将痛变成了苦。

注意到这些感觉附近有压力吗？有背叛的感觉吗？在感觉的入口处有害怕升起吗？

在疼痛的附近有愤怒或羞惭升起吗？愤怒和羞惭不同吗？

在这里有爱和宽容吗？

静静地探究一下围绕在不舒服附近的各种感觉。

这些是我们生活上一些不愉快的未完成事件的感觉吗？

一种忧伤吗？

它们是那些还未被融入心中的悲叹吗？

不要批判，但当批判升起时，要注意它。

不要害怕，但当害怕升起时，注视着它。

害怕伴随着不愉快而来吗？

不要怀疑你可以痊愈，但如果怀疑围绕在疼痛附近，注意看着它。

这个疑惑会妨碍认知向前进吗？

身体是否痊愈是一回事，但愈合是心的工作。

放松小腹，用慈悲接受当下。

我们生来就是要痊愈的。每一刻都是。

在地狱中将心敞开，在曾经打仗的地方制造和平。

即使身体自己走自己的路,心也能知道这条路并且超越它。

宽容使未完成的事件安顿下来。

把注意力朝向未完成的精神痛苦,它造成肉体上的不舒服,把宽容送给这个不舒服部位附近当下不断升起的各种感觉。

原谅这个可怜的身体,对自己宽容些。

原谅那些不请自来,围绕在痛苦附近的愤怒、害怕和羞惭。

用温柔和认知注意这些感觉的自然呈现。

将原谅送给头脑和身体,不要让它们迷失在思想的泥沼中,让它们被心接纳。

当心接触僵硬的心时,温柔就出现了,向你的身体靠近,好像它是你的独子,告诉它:"我原谅你。"

让认知进入当下不断升起的感觉,并让它们消逝于存在的浩瀚空间中。

让慈悲的认知温柔地接受不舒服部位附近的各种感受和知觉。

不要企图改变任何事情。

让知觉、感受在无限的认知中漂浮,不要执着于任何东西,也不要把任何东西推开。

纯粹地让慈悲以及认知和感受与知觉相遇,让它们在意识中漂浮、升起和消逝。

让心用愈合的慈悲和关爱去接受身体和意识,让心软化每一个感觉。

让每一个感觉在慈悲和认知中来了又去。

57　业报的储存与借贷

Karma Savings and Loan

业报的储存与借贷同银行存款一样，利息是我们主要的收获。企图心是业报的基础。它是一个获利的过程，不断提醒我们放下执着而且要慈悲。它也定期地寄出账单，告诉我们心的智慧是两面俱全的。

要小心，不要透支。如果必须暂时透支，则不要胡乱开支票——将心打开，用慈悲与认知去回应。虽然我们每一个人都带着一本活期存款出生，但业报不是制造更多未完成事件，而是要不断平衡账目。要超越业报，超越头脑的反射，用心的感觉回应，放弃你的执着，把它们交给神圣的心。跟随你的心，信任这个认知的过程。

58 愈合的探究

An Exploration into Healing

当我们带着慈悲和认知从过去的害怕和愤怒中走出来时，业报的平衡就达到了。愈合就是让我们的生命重新进驻头脑与身体中被抛弃的地方，过着身、心、意合一的生活。

当慈悲的清醒接受长期被遗忘、被拒绝的存在时，会有一段时间的平静。苦的声音不再企图占据我们所有的心思，头脑不再保留它习惯性的不平衡。头脑里不愉快的抱怨消逝在心的关爱中，心也热情地燃烧了起来，向我们与生俱来的愈合力敞开怀抱。

查访未完成事件可以愈合旧伤痕，因为每当我们专注在认知上，自然的平衡就会产生。愈合总是跟着认知而来。头脑和身体上的愈合也走着同样的道路。软腹冥想，让心从退缩变成接近，这是一种"命运的逆转"，用持续不断的探究态度去接触不舒服的旧伤痕，"抗拒"就会消逝在追求愈合的心愿中，而我们就正在治疗那些尚未愈合的存在。

用新的慈悲和深刻的认知去接受长期被拒绝的存在。查访头脑里的感觉和身体上的感受之间的关系，向未曾被探究之处敞开心扉。

这样一个治疗的过程持续不断地将认知直接带入渴求愈合的感觉所在之处。一刻又一刻如盲人触摸点字版似地去辨识被我们称之为感觉或疼痛的元素和它们多变的形式，一刻接一刻，好像显微镜似地去探究身体中意识的浮动。用"心"去了解这些部位。

访查疼痛的本质和那个允许疼痛漂浮其中的空间，使我们熟悉联结心与僵硬之处的通道，以及其间的各种感受。也唯有这些感受才能吸引慈悲和宽容。

放下我们的苦,让愈合进入生命中。信任这个认知过程,向无限的空间敞开，超越愈合的期盼,在治疗的过程中,只要聆听心的呐喊,跟着心向内探索,怀乡之情终究会带领我们航向整合之境。

疼痛的部位会变成慈悲和认知的专注中心。这个部位过去是不愉快的所在，现在却开放成为充满慈爱的地方。僵硬的感觉开始从边缘被软化，消逝在比我们的害怕更伟大的不熟悉的东西中。我们接受在疼痛附近升起的所有感觉，就好像拥抱我们的独子一样，温柔地拥抱那个只想找寻解脱的慈悲的认知。

愈合是一辈子的工作。翁瑞雅和我曾经写过《生死痊愈》这一本书，探讨这份每个人一辈子的功课。在那本书上我们说到：愈合是一本开放的书,它的秘诀是它根本没有什么秘诀。愈合只是将心打开而已。

59 愈合冥想导引

A Guided Healing Meditation

（缓缓地念给一位朋友听，或默念给自己听。）

如果可以请坐下来，或者找一个身体可以维持一段时间的姿势。感觉你的身体正在这里休息。

让注意力进入身体中。

感觉被吸进柔软的小腹中的气。

让身体轻松并且开放。

让你的认知进来，温柔地对待你的身体。

注意身体上任何不舒服的部位，注意你的身体，看看是否有什么其他不同的感觉在吸引你的注意。

温柔地让认知向那个想要愈合的部位移去。

在温柔地向不舒服部位移去的过程中，放松由抗拒、紧张或身体制造出的害怕或不安的情绪。观察抗拒感与罪恶感是如何制造不愿向内探究的心境。

慢慢地，毫不费力地，让认知集中在这个疼痛部位的感觉上。

开始放松所有这些感觉。

让肌肉松软，让认知进入体内。

放松。

让疼痛附近的空间开始敞开。

慢慢地敞开。

让所有的知觉放轻松。

放松肌肉。

放松纤维组织，注意那里升起的各种感觉。

放松肌腱，放松肌肉。

连骨骼都放松。

肌肉轻轻地松开，身体放松，朝向慈悲的认知而去。

让柔软纤维组织中的感觉以它本来的面目出现。

感觉肌肉中紧张的纤维正在释放这种紧张，正在放松它自己。

放下疼痛。

肌腱放松。

肌肉放松。

皮肤放松。

让感觉在柔软的肌肉中漂浮。

放松。

放下所有的感觉。

让自己在那个柔软的身体和柔软的头脑中。

让当下的柔软与当下的感觉相遇。

骨骼放松。骨髓放松。

让暂时紧抱紧张的企图自由浮动。

让紧张来了又去。

在温柔的认知中，当下的感觉升起。

慢慢地，不费一点力气，缓缓将组织中的纤维打开，让感觉在里面漂浮。

放松每一个细胞的核心。

让认知去接受每一个空间中的感觉。

各种不同的感觉在认知中漂浮。

皮肤、组织纤维、肌肉、肌腱全都放松，放轻松。

让出空间来。

让肌肉心甘情愿地放松。

让认知在当下的慈悲和柔软中去接受各种感觉。

当下的感觉升起，在认知中漂浮，又消失在流动中。

认知向最细微的律动张开，感觉最细微的振动。

轻柔地，清醒地。

放松身体上所有不舒服的部位，让认知伴随着探索的眼睛直接接触所有的感觉。

认知正在察觉心在空中漂浮的感受。

各种感觉停留不动或者四处移动？它们有边际吗？感觉的部位有形状吗？这些形状在当下停驻在此，还是不断地变化？

当下的感觉漂浮在柔软、慈悲的认知中，认知单纯地探究着当下。

这些感觉有重量吗？它们很薄？或厚厚的？它们是圆的？还是扁的？

当下的感觉被当下的认知接受。

我们要去发现感觉的本质。

这些感觉有纤维吗？它们硬吗？或者平滑？

它们都保持同一个样子吗？或者各有不同？

让各种感觉在认知的空中漂浮。

放松肌肉，放松，张开身体，让慈悲进入组织纤维内。

注意伴随着被意识标示为"疼痛"而产生的制约性的想法和感觉。

这些感觉硬化了疼痛部位的附近吗？有疑惑或害怕升起吗？无力感或无助感也升起了吗？

探究一下当下这一刻的感觉。

这个感觉的附近抱怨被孤立了吗？它被身体忽略了吗？

一层又一层地软化所有的感觉。

探究这一刻。

和感受一样，让思想和知觉漂浮在广袤无边的认知中。

认知持续不断地接受当下的各种知觉和伴随着它们的感受。

向头脑中最细微的紧张开放，这一丝紧张将身体束缚住了。

放松它。更深入地放下。

更深入地让这个发生存在。

放松。

在你身上的其他部位，有什么感觉和这个疼痛的部位相关联吗？

每一刻都要保持认知。

每一刻都要察觉感受。

每一刻都要放柔软，让柔软接受柔软。

探究知觉在无限的空中升起和消逝。这些知觉是僵硬的还是柔软的？它们是热的还是冷的？或者不冷也不热？有压迫的感觉吗？有战栗感吗？在移动吗？

温柔的认知向广袤无边的空间开放，让当下的感觉一刻不停息、不掩盖地存在于慈悲的认知之光中。

探究一瞬间接着一瞬间升起的各种知觉。什么也不要做，只是单纯地接受。

有声音出现吗？这些感觉有声音吗？有什么音调吗？这个声音熟悉吗？它想要说什么？

轻柔地，关爱地注意它们，这些被否定、抗拒、害怕和嫌恶钳制已久的感觉想要说些什么？

用心聆听，倾听这个疼痛的心、疼痛的身体。

用柔软和赞美有加的认知去迎接它们。

对这些孤儿似的声音慈悲以对。

聆听,再聆听。

感受在慈悲的认知中升起又消逝。

关心这个部位,关心这附近的感受,就好像关心你的独子一样。

用爱、宽容和慈悲去迎接它们。

让感觉在柔软中漂浮,敞开的认知与关爱和慈悲相遇。

有什么影像升起吗？有颜色吗？

只是注视着那里的东西,什么也不要做。

单纯地用温柔和关爱去接受感觉。

用慈悲去触摸它们。

用宽容去迎接它们。

每一种感觉都被温暖和宽容的耐心接受。

每一种感觉都被温柔仁慈和慈悲吸收。

让慈悲吸收每一种感觉。

让感觉在柔软中漂浮,漂浮于存在的宽广的心中。

漂浮在悲悯中。漂浮在慈悲中。

让宽广的心每一刻都吸收感觉。

让这个部位成为我们可以分享的心。

让你的慈悲接触世界上所有的苦难,同时也接触你自己的痛。

温柔地接受每一刻的感觉。

一刻接着一刻的感觉升起又消逝在广袤的空中。

让每一个疼痛的感觉消逝在悲悯中。

每一刻都在消逝,消逝在慈悲和宽容关爱之中。

每一刻都溶解在无限的悲悯和宽容中。

与所有有知觉的存在分享愈合。

让世界上的不舒服都溶解在温和的慈悲中。

让感觉和宽容、宽恕与悲悯相遇。让我们所共享的世界在愈合的认知中相遇。

　　每一刻都在漂浮。将慈悲和宽容送给我们所享有的身体。

　　每一个感觉的元素都漂浮在无限悲悯与关爱之中。

　　每一刻都消逝在愈合的心中。

　　感觉好像细微的闪光漂浮在天鹅绒的暮色中，闪烁并且消逝在浩瀚无垠的空中，消逝在这个为一切存在共享利益的愈合中。

　　愿所有人类都脱离苦海。愿所有人类都在心中得到痊愈。

60 觉醒的号角
——一个意识的实验
A Wake-Up Call:
an Experiment in Consciousness

你是吸着气醒来或呼着气起床？起床后多久你才清醒过来？

这是我和翁瑞雅几年来一直在玩的游戏。睡醒的那一刻立即注意到它，或者有时甚至在眼皮张开之前的一刻就注意到正在清醒中。

注意你醒来时是吸气或呼气这个游戏的练习，是开始一天活动的好方法。如果你一直到中午时分才想起要做这个练习，那么想起这个念头时，你是在吸气或呼气？

在这样的密集练习中，我们会和呼吸成为好朋友，甚至连半夜醒来时都会立即注意到呼吸正在呼吸着。很多人在黎明之前的几个小时中都保持深刻的觉醒和洞察力。在醒着的世界更深入地保持清醒，在呼吸的这一刻及时照亮它，认知就在"是这个"和"是那个"之前的空间中肯定着它自己。这个认知也就醒在我们日常的忧伤之前。

然后，很快地我们就清醒在认知之中。

61　拥抱忧伤
On Working with Grief

　　顺着愈合这条路走下去，它必将我们带到心中，去面对及检验忧伤。忧伤是将心束缚起来的合金盔甲。在丧失最珍爱的东西而面对忧伤时，头脑好似被火烧着，吓得缩成一团，这种头脑和哀伤形成的"契约"关系，让它跟心的距离也越来越远了。

　　有些人相信他们没有忧伤，这是自我保护和抗拒的另一个面貌。没错，他们会说："我从不曾失去任何一个人，为什么要哀伤？"唉！如果真是这么简单就好了。

　　大多数人以为忧伤只是一个短时间的伤心，其实它远比这敏感得多。我们相信人的生命中都有一张不平衡的账单，一些未了情、一个不完整的过去、对自己不满、疲惫的自我意识、还有对未来那尚未完成的交响曲的底稿。

　　忧伤以自我批判、害怕、罪恶感、愤怒和指责表现出来。忧伤使我们坚持对自己和那个我们不愿进入的内在世界毫不宽容。忧伤是对失去、未知和死亡的恐惧，恐惧下一秒不知什么东西会出现在拐角处。忧伤是那个我们曾经紧紧抓住过的绳子，在我们身后被烧成灰，而眼前却又没有另一条绳子可以掌握的恐惧感。

在更细微的层面上，我们看到头脑倾向抓紧、抱住、谴责和批判某些思想、观念、行为、人或事，这些都是日常生活中忧伤的另一面相。一种永远不够、想要得到更多、或要成为别的某种东西的感觉，那就是忧伤。

当我们开始将宽容的能量导向自己或别人的时候，一个声音却会从内心深处升起，阻止我们赠予或接受这股能量，这个声音告诉我们："你是无用的，没有价值的。"也就是这种感觉让我们和自己分裂疏离，我们头脑中存在的许多东西都被丢开，心中的感觉更极少被体验到。我们很迷惘，一直在哈哈镜中寻找自己的自我形象，难怪反射出来的都是那么扭曲，那么难以自我接受，那么不完整，那么不可爱。这就是我们大家共有的忧伤。

但是，幸好忧伤是可以处理的。将心打开去碰触头脑中的苦痛，也同时会发现可以慈悲地去探究的空间。很轻柔地碰触长期累积、厚度已深、被拒绝、被嫌恶的忧伤，会发现在心与头脑之间那片未开发的天地。载着一声放下的叹息，认识到我们多么不信任自己，检验我们的这种感觉，但不是分析它们，否则会发现忧伤和未了情就像个迷宫花园，让我们迷失，像生命中许多片段的骨架一样被丢弃在路旁。而我们要看到的，是成千上万无助和无力感的黑暗，同时也是那慈悲的认知之光。那些过去几乎完全不可能被碰触的旧伤痕，如今被宽容和悲悯的双臂拥抱着，盔甲开始消融了。通向心的道路变得又直又清楚，我们明白去探索人类共有的忧伤和旧的苦痛，正是打开通向喜乐的途径。那些最直接去了解他们自己的痛苦和悲伤的人，恰恰是我们所知最轻松也最完整的人类。

有些人因为和已去世的所爱之人间的未了情而接受冥想练习，有些则被自己本身的疾病所苦，或所爱之人生病所苦，他们想要有一个发自内心的愈合，所以来做这些练习。有的人则是为了要满足未完成的梦想，或者是在这个多变的俗世中因为多重的迷失而感到悲哀，甚至就是那一股莫可名状、看不清晰却又让他疲惫不堪的忧伤而加入练习的行列。

这冥想会和从未哭过的泪水、从未笑过的笑声与从未活过的生命发生联结。我们不需要等到所爱之人的死亡带领我们进入这个练习才开始探索自己的生命，让心为忧伤打开一扇门，为了活得完整，为了真正地活着，我们迎接忧伤，拥抱忧伤。

62　用心拥抱忧伤

Converting the Grief point to Touch
point of the Heart

　　在胸膛的中心,胸骨上和乳房的骨骼上,在两个乳头之间,就是心的中央。特别是当我们感到强烈的忧伤,自我防备或者出现恐惧和失落的时候,那里也是涌出温柔能量的核心位置。在胸膛中心的疼痛就是忧伤点。那里是身体和头脑里长期累积的精神痛苦郁结于身体中的厚如盔甲的集合点。那是长期隐藏起来的孤独和害怕、怀疑和愤怒,我们常常硬生生地将那些感觉吞没,塞在原本想要打开的心扉上,也好像另一个挡在我们觉醒的岩洞洞口的大石头。这个柔软的心的中央,就像针灸技巧上第十七条经脉,是忧伤点也同时是心的接触点。当忧伤开始从头脑里的害怕、抗拒和忧虑中被过滤出来,被纯粹的认知和宽容仁爱的心接纳时,转变就开始了。将忧伤和心融合在一起,身意就不再分裂,我们可以看到生命中一切存在都合而为一了。

63 忧伤冥想导引

A Guided Grief Meditation

（缓缓地念给一位朋友听，或默念给自己听。）

在一个安静的房间舒服地坐下来。

让自己沉浸在安静里几分钟。

慢慢地将注意力集中在胸膛的中心点。

让认知在这个高度敏感的部位汇集，注意这个中心点是不是疼痛。身体的疼痛是否和精神上的渴望相符合？

用大拇指轻轻地压一下这个忧伤和爱的汇集点。

开始缓缓地在这个点上加一些压力。感觉胸骨和下面的骨头，就像它们是覆盖在心上面的盔甲。把它们想成是常常阻止你进入广阔本性的障碍物。

很慢地，毫不费力地，但是带着慈悲和定力，压入这个点。

很轻柔但很坚定地挤压。让痛进入你的心中。将疼痛经由这个痛点吸入心中。

不要将疼痛推开。而将疼痛带进来。

让疼痛在这里。

透过忧伤点把疼痛吸进来。

大拇指坚定地挤压这个地方，但不要用力，进入这个痛点，让认知深深地进入胸膛这个点的感觉中。利用忧伤点上的压力，让慈悲的认知进入那长期郁积、不被感觉、不曾表达过、也没有被查验过的各种感觉中。让慈悲的认知贯穿让我们每天生活困顿不堪、被挤压得像石头一样硬的忧伤。

压进疼痛中。越过对生命的抗拒。越过害怕、自我怀疑和不信任。

越过不安全的感觉。越过所有隐藏的不被爱的感觉。越过所有把自己和心分开的时间。越过批判、期望和愤怒。

越过多年来隐藏的忧伤。羞愧、不为人知的恐惧和从来没有向别人倾诉过的未曾得到回馈的爱。

最后我们让痛苦存在着了。

对你自己慈悲。

让痛苦在这里。

最后我们也让生命存在着了。将这份苦吸到你的心中来。超越这一辈子掩藏和武装的面具。让它进来。终于让它进来了。

打开心扉。所有的失落、所有的伤害、一辈子的忧伤都被堆积在那里，一层又一层地使你的生命不能向前行进。不让你和心靠近。

把它推进来。将它吸入你的心里。

让你的心终于体验到一直被你推开的生命。

在心中给痛苦留一个小小的空间。让它进来。用慈悲去接受它，而不再害怕或批判它。

在心中抚抱你的痛。让每一次呼吸轻轻地推动这个摇篮。

长久以来我们一直试着不去感受它们心中的痛，现在伴着每一次呼吸将它们吸进来。

恐惧会喊停，但继续对你自己和内在的愈合保有温柔的慈悲。

轻轻地压向恐惧，轻但坚定。不是惩罚而是心甘情愿地超越旧的保护及逃避的模式。越过陈旧的恐惧。对自己慈悲。让这个长久以来你一直想要逃避的痛苦进到愈合的心中来。

太多痛了。

太装模作样了。

郁结得太多了。

一辈子的害怕、愤怒和不信任。

让它进来。让它进来。

和紧闭的心一起生活是多么的困难。生活在盔甲和恐惧中是多么的辛苦。这不是生活，也不是我们。

拥有慈悲。

让仁慈的心接受"宽恕自己就是自我放纵"的那个残酷、不慈悲的批判的想法。接受那个对别人和自己的苦表示冷漠的残忍思想。让这些哀伤都消逝在开放的心中。

把所有忧伤都吸到心中来。让它们溶解。让它们被治疗。

俗世间所有的苦、所有的害怕、所有我们自厌自弃的时刻、所有我们希望自己死掉的时刻，在胸膛正中心的盔甲都溶解了。

所有那些因为害怕不讨人喜欢而不敢说出口的话，所有我们怀疑什么是爱的时刻，所有我们失望的时候，全部都在胸膛的中心。

我们抱紧了太多的东西。将那份苦吸入心中。让它在那里。让它进来。

每一次呼吸都将痛苦透过忧伤点带入心的中间点。

当我们将盔甲和抗拒丢掉，心中就有很多空间留给我们的苦。叫我们这个小小的身躯和易碎的意识向忧伤和痛苦张开双臂实在太困难了，所以用呼吸将它们带入浩瀚无边的心中。

这个慈悲的心啜饮着我们的痛苦。让它在里面。

所有害怕在上帝眼中我们还不够好，所有害怕我们不是那被爱的，把它们都吸进来。

所有被紧紧抓在忧伤点上,害怕自己不被眷顾、不被爱、被诅咒的,全部把它们吸进来。

吸进来。

一辈子的痛苦。吸进来。

压向这个点。注意看我们一部分的忧伤如何想要将忧伤控制住。这个不宽容的举动是我们不断重复地阻碍我们自己的结果。我们一直携带着这个不宽容的想法和这个害怕的小孩。

对自己慈悲。让痛苦进入你的心。让它打开你的心扉。

让它进来。

过去我们一直把它们推开。我们有太多的羞愧和冷漠。所有我们不愿原谅自己的地方,所有我们想要消失的地方,所有的绝望、无助,都将它吸进来。

吸进来。

让呼吸将痛苦带到你的心中。

心有空间给它了。让它进来。

对自己慈悲。让痛苦越过恐惧,进入心中。

所有我们不被爱和不可爱的时间。

所有我们冷漠地轻视自己的部分,在忧伤点都被慈悲尊重,温暖地将它们带入愈合的心中。所有对自己的残酷、所有不愿意爱自己、所有的审判,都带入愈合的心中。

每一次呼吸都将旧思维带入心中,让它们溶解在宽容和关爱中。

恐惧溶解了。

疑惑溶解了。

盔甲散开了,在心的中心点展露出微光。我们那个闪烁发亮的本性就在痛苦的边缘上被发现了。那个失落的感觉在浩瀚的空间里摇曳。

每一次呼吸都带来感激,感谢与所爱的及失去的亲人共享的时刻。我们感激那神秘的联结。

一辈子的害怕都在心中溶解。极轻缓地将它推入心中。将愈合的慈悲吸入心中。这一股巨大的能量,让它进来。

让这股能量进入你心中。

将阴影带入光亮中。

盔甲散裂了。

忧伤点消逝在心的接触点中。僵硬的感觉软化了,消逝在仁慈的关爱之中。

把迷途的小孩带回家。心用柔软的呼吸带着慈悲和温暖的宽容拥抱着头脑。

当忧伤点变成心的中心,身体开始哼唱。感觉所有细胞像一块干的海绵吸吮着慈悲和深深的仁爱。

当忧伤点将疼痛交给内心,向心投降,充满了痛苦的头脑就在慈悲和认知的空中漂浮。分裂疏离的感觉逐渐变成和我们所爱的人,和我们自己不可分开。

现在让你的手慢慢地由忧伤点离开,让你的双手安顿在膝盖上。

不要给忧伤点压力。注意一下,过去疼痛所在的部位好像轻了些。

当你将手拿开时,你可以感到在你的心中有个接触点。

在那个点上呼气和吸气。这就是心的呼吸。让漂动在外面的世界与你的心之间的认知成为你的伴侣。

把那个将你引向心的疼痛变成你寻求愈合的功臣。

愿天下苍生都脱离苦难。

愿天下苍生都将无限宽广的心专注在痛苦的头脑中。

愿天下苍生都明白自己伟大而不死的本性的至乐。

对自己慈悲!

64 探究忧伤

An Exploration of Grief

强烈地打开我们深陷地狱的内心是应用忧伤冥想（the grief meditation）最有效的方法。找出忧伤点就可以发现与心的接触点，烦恼即菩提，最大的苦引导我们走向最大的自由。没有别的路可以走，每个人都走在这条路上。一切都在"就这么多"中完成。

我们每个人都有忧伤要探索，为希望落空而忧伤，为不完美而忧伤，丢脸或外在事物如金钱、地位、名声、美貌、青春的失落都令我们忧伤。在这个每股微风都不同的未知的宇宙中，我们感到忧伤；对瞬息万变的难以控制的沙砾，我们也感到失望的忧伤。是的，朋友们的死亡、视如爱儿般宠物的遗失、好友迁居远地、所有感觉不到被爱的时光、被权威人士无数次的凌辱、常常回到记忆中的旧痛苦，都让我们忧伤。还有，想到全球过半数的人处在饥饿状态中、想到肉身无常、失去的信仰、全球性的困乏、竞争的疲惫、心爱之人及拥有之物的失去、由于某些行为的失当而造成心中的遗憾，这些都是一般的忧伤，都是未竟之事，也是生命中一天天死去的光阴，都提醒着在"就这么多"中从未活过的珍贵的存在。

无论如何，我们常常是在失去所爱之人时，才注意到忧伤一直都伴随着我们，它从来都不是一件新事物。这个锥心之痛提醒我们旧的思维模式不曾深切地体验存在已久的忧伤。过去对自我形象的防护将心给阻塞住了，但由于至爱者的死亡，忧伤再也无所遁形。恐惧、自我批判、怀疑使得身体僵硬，由于各种失落而引起的罪恶感以及愤怒还有失败的感觉、惊惶战栗的时刻、憎恶嫌弃的心情、担忧畏惧和无力感都再也无法掩饰，所有这一切都随着失去至爱的刻骨铭心之痛而自动浮现到感觉的最表层。所有这些情绪没有一个是新鲜或突发的，只是我们的旧习惯常常对它们视而不见，或者选择性地体验其中某些"危险性"小些的情绪，对日常生活中惯常的忧伤，我们所留的空间太小了。

由于至爱之死，第一次无可遁逃地面对如次强烈的忧伤，我们终于发现其实它老早就如影随形，常驻于生命中那个被称为"郁卒"的东西。有的人体验为一种不舒服的自我意识、有的人感到嫉妒，有的人化悲痛为力量并且将这种体验化为一种爱国心及国家主义，其实，忧伤总是伴随着深层的孤独感和疏离感，也即我们平日狭窄的理解力所无法了解的内心的存在。每日所感受到的失落，也带给我们一辈子的羡慕和批判，这就是我们的乡愁。

许多与翁瑞雅和我谈话的人都喜欢把死亡等同于上帝。死亡不是上帝，任何玩弄超越现实的魔术手法都只是魔术师的诡计而已。只有当魔术表演过后，魔术师告诉你他如何用小小的障眼法达到魔术的效果，你就明白那是不真实的存在。死亡也是一样，它带领你脱离现实，死亡不是回乡之旅，回家不是将来要做的事，而是此时此刻我们就有可能做到的事情，只要我们愿意向每一个当下、每一个发生开放，我们欣赏着当下的光明，并且停留在下一个当下的光明中,这才叫作归乡。而死亡,我们可以将它视为曝光的魔术手法,它带领我们进入无边际的神秘世界,引发我们的好奇心。上帝不是那个和我们分离的人或物,他"就是在每一个当下的那个存在",是表层下面的真实存有。跟生老病一样,死也只是我们回乡路上的一件事而已。事实上,死亡和出生、生病、年老一样有一个无法泯灭的共通性——它们都是平常的事。它和上帝一样平凡,它原本就存在于每一个当下之中。

不要错把死亡当作升入天堂。不要向别处去寻找你的真实本性,不要以为你的真实本性来自外面某处,这样你会忘了每一个当下中可能永恒的存在。如果我们不在忧伤中去检验与上帝合一的归乡之旅,我们就会一直在外头忙着找寻治疗之路。死亡不是回家。心才是我们的家,才是我们真实的本性。上帝是"就这么多",不多不少,是当下这一刻心中的感觉,原本就在那里的本性,广袤无边的空间,明亮而整全。

忧伤有许多乔装的外貌,它不是一个单一的思想状况,而是一个特殊过程的总称。一个早晨,经过一段密集地对忧伤的访查之后,在休息时间,一群人分享他们的经验。第一位学员看起来情绪还相当振奋地说:"不是忧伤,我不是对我父亲的去世感到伤心。是生气,气得好像在地狱中被焚烧一样。"接下来的一位女士说:"我没有感到忧伤,我感到焦虑。"下一位接着说:"哦!我不知道那是不是忧伤,我感到一种失落感。"又有另一位妇女接着说:"我感到的不是忧伤,是罪恶。"有一个提到羞愧,另一位分享到她内心深处的自我怀疑,特别是在她弟弟自杀之后。每个人都感觉他们不是"忧伤得很正确",但对每个人来说,这就是他们体验到的过程。这些不同的状况就是忧伤用来阻止我们去碰触的盔甲。每一位成员所表达的则是头脑中的一个因子,它总是阻碍个人向内心进行更深一层的探访。对大多数人来说,忧伤应是一个被用来描述失去所爱时的极度痛苦的字眼,而不是一个界定一种最自然的过程中多元复合情绪的定义。其实人们所有的感觉、所有的思绪都是忧伤的不同面貌。没有什么可以使它对或错；不管是愤怒、失落感、自我怀疑或罪恶感，当它们出现时就专注地陪伴它们，在当下这一刻陪伴它。

我们总期望忧伤是一个特别的东西。事实上，忧伤一如我们的自我形象，当它在影响我们的时候，我们根本不认识它。它一辈子都在这里，只是当我们明确地知道有所失落并且因这个失落而受到影响时，才认识它。也许早些认识平常就已存在的忧伤，我们就不会被那些长期以来被否认而后来却不得不正面碰触的哀伤惊吓到。平常向小忧伤、小失落、小死亡开放，如此当大忧伤、大失落、大死亡来临时，我们才有空间接纳它们。在心中留出空间给小些的悲绪，我们就能培育力量来面对大些的哀恸。

成千上万在哀恸中跟我们一起学习处理忧伤的人们，没有一位体验过比别人或比自己体验过的更新的感受。都是相同的悲伤，只是更深一些而已。但他们都有相同的愤怒、相同的挫败感、相同的焦虑。唯一新的感觉只是那种不再否认，从意识中升起的明确而有力的感觉。

我们过去总是扭曲地应付日常的忧伤，以为降伏了它们，其实只是将它们掩盖起来而已。我们常说："没什么啦！伤不了我的。"好像只要这么说，忧伤就不存在了，这么忽视它，忧伤就受苦了。

可是当至亲好友如父母、配偶、子女或最要好的朋友去世，或自己生病了，身体正在经历衰败的过程时，忧伤再也隐藏不住了，它升上来了，那个我们长久携带着的痛不可能再被忽略了，这一辈子的苦再也压抑不了了。这一次，那隐藏在安全地区，却造成我们自己和生命隔绝的疏离、怀疑及害怕的感觉，在它们的痛苦中被确确实实地体验到了。

忧伤是一个过程。它不是单一的情绪，它比愤怒、害怕或疑惑这些情绪都复杂些。愤怒、害怕或疑惑等情绪只是一个幌子，它们不过是用来模糊或将我们从那些未竟之事所遗留下来的极需处理的事务中移开的花招。太痛苦、太可怕,会后悔的,不要去查访它们。有人问我:"我是否先要将愤怒抛弃才可以进入忧伤?"愤怒就是我们的忧伤,不去认识及探访它,我们很难进入在它之后的感受。对某些人来说,他们必须先探究他自己对死去的人的愤怒之后,才有可能进入更深一层非常细微的忧伤中,才能去体验慈悲的认知所给予的内心深处的治疗。未经探究的愤怒会使人与他们自己内在深层的忧伤分离,也是这个相同的态度使得他们和身处忧伤中的人分离。

事实上,这种没有感受到正确忧伤的感觉,或者感到和忧伤疏离的感觉就是忧伤。这种和自己以及别人疏离的感觉正是"忧伤"这个词的最佳写照。

在我们探究头脑的本质时,很快会认出有多少疏离的感觉留在了头脑中。习惯中那个想象的自己常常被孤独的感觉包围,并且和"我就是这个身体;我就是这个想法"互相认同,这些就是我们感到的明显的忧伤。在忧伤和痛苦里面徜徉着未经检验、尚未明白表达的想要整合的渴望。

从日常生活当中,我们体认到如何与我们的至爱或与我们最想要爱的人分离,我们就开始放下常常在心的外围加上一层防护层的忧伤与痛苦了。

当有些人说他们无法进入忧伤里,其实他们多半是在说,他们无法拥抱自己的愤怒、害怕和疑惑。他们将属于自己的大部分元素与心分隔开来了,他们臣服在理智中太久了,从不探究愤怒、害怕和疑惑,以至于现在当他们面临至亲死亡这个大忧伤的时候,他们被这些巨大的感觉吞没了,连一点小小的空间也腾不出来去探究、去体验、去允许跟着他们一辈子的忧伤的历史展现出来。

认识长久被抑制的悲恸是进入忧伤中,寻求愈合的第一步。我们再也不可以继续否定那些长久被抑制的真实了,在任何一个治疗中,接受总是第一步,我们无法放下我们不接受的东西。

探究它们能加强我们对它们的放下。那个经常防守着不让我们去探究，类似忧伤这样的沉重心绪的恐惧，现在变成被研究的对象，也变成领导我们进入新的领域的行动了。恐惧变成了一个盟友，它轻轻地告诉我们已经到了自己的极限，来到不可测量的深渊，这个所有存在在它里面发生的空间。我们发现从来没有学会要如何被痛苦淹没，也不知要如何放下控制和超越习以为常的痛苦。所以，我们继续检验对生命的抗拒和那些很精巧地钝化我们洞察力、限制我们、只允许我们走在沉默而自暴自弃的路上的忧伤。而在一条非常真实的路上，当我们真的让忧伤淹没，就不会对我们的盲目那么视而不见了。

在这个认识并且慢慢接受我们所处的忧伤、愤怒、痛苦等感受的阶段时，温柔地对待自己和所有的发生是最被需要的品质。只有温柔才能允许我们去感受我们所感觉的，也怜悯并允许发生的过程如实地展现。

带着伟大的温柔，慢慢向头脑的黑暗处走去，它一直与失落抗争，我们要在每一个失落中间去一一碰触它们。直接进入忧伤，我们会很清楚地认识到在其他的地方找不到这样的过程，它可以如此有力地治愈过去的伤痕。任何失落都提供给我们一个治疗失落的机会。在每一次失落中，它都涵盖了早期全部的失落。

哀伤是失落的贮存槽，是过去所有失落以及未曾解决却又被搁置在一旁的各种疑惑的总集合。通常无助与绝望的感觉就是从这个失落的贮存槽的底部升起。忧伤使生命枯竭，行尸走肉地半活着，就连愈合的能力也只剩下了一部分。

我们常常怀疑，我们感觉得到比苦微弱一些的这个被叫作忧伤的东西存在吗？不是我们不想念死去的至爱，只是我们会跳过头脑中被定义为忧伤的这个"中间人"，而直接和锥心之痛的苦联结。

但是，忧伤还是有潜力让我们去看清楚，我们是如何变得拘束、痉挛并且与心疏离的。认识疼痛，可以让我们看清过去对不愉快及对生命抗拒的执着。可以将旧的疏离消融在新的整合之中，让旧痛以它原本的样子存在，再放下它，不执着也不压抑。如此才可以为生命清出一条向内心深入的近路，心甘情愿，不去责难，让治疗走得更深一些。它意味着以宽容和认知与"就这么多"相遇，也就是我们不需作任何改变，只要在当下加上一点宽容和认知，让当下如实地存在即可。

让自己接受失去至爱时的各种感觉，我们会很正确地注意到和他或她的距离感。忧伤的第一个阶段是因为所爱之人的缺席，使我们产生分离感。在这个分离体验当中，我们注意到不是死亡之后的分离感才会带给我们忧伤的感觉，而是分离感在日常生活中一直存在。许多人告诉我："我不确定是因为他们现在的缺席而悲伤，还是为我自己过去的缺席而悲伤。"在这一点上，我们也许可以认清，不只是"我们"对分离感到悲伤，而是分离的感觉就是悲伤本身。

从很多方面来看，忧伤最有意义的影响是将我们与一直都存在的分离联结起来。它将我们掷入意识之中，在那里我们才知道，我们很少"体验"亲人及好友的存在，我们只是"想"他们。比如说，在失去孩子的忧伤中，我们会不断重复地想象将无法看到这个孩子长大成人、结婚成家，也无法含饴弄孙。对丧失的爱人、配偶、好友等都和失去孩子一样，会感到无法分享他们的成长、无法看到他们希望的达成，这是很具体的不再拥有的感觉。所爱之人有如我们内心的一面镜子，他们的死亡反射出我们内心深藏的爱，第一次看到我们多么疏离他们，也疏离自己，他们的死也许会让我们靠近自己内心那个深藏着爱的地方。不但为失去他们而忧伤，也深深为与自己内心的疏离而忧伤。

所以在探究忧伤的前期，我们先要体验分离的感觉，做一个"我与他人"的练习。在自己的经验中，不是常常感到自己很陌生吗？好像有一个"他人"和我住在一起，特别是当我们遇见一些如生气、害怕、嫉妒或怀疑的情况时，就觉得心与头脑被分开了，心中感觉悲痛，却理智地说："没事！"而且还会责备这些压抑的感觉，"不可以为这件事生气、嫉护或怀疑！"接下来为自己的沉重感感到羞惭和自责，于是罪恶感和自我怀疑就很自然地又跟着升起来，总觉得有个"他人"在审判"我"。现在我们不必为内心升起的任何感觉感到讶异，反而应去接纳，去看思绪毫无掩盖地出现，并且一层又一层地深入进去，看它们的发生过程。我们看到忧伤也有它本来的样子，有它自己的音调和纤维组织，还有它在身体上呈现出的模式以及在头脑中像录音带线圈似的形状。虽然不容易，但我们已开始了和自己的忧伤作朋友。这样，也比较容易让我们明白，很久以来我们一直把自己遗忘，将自己锁在小小的牢笼中，透过铁窗好辛苦地想和其他的人联结。看得到这个牢笼，才开始得到自由。过去的老习惯不再强迫性地左右我们的未来，我们会看到忧伤的另一条出路，意识到宽恕和对自己慈悲如何让我们生龙活虎地重新站起来，而单单只靠理智生活是多么辛苦。

当探究忧伤的过程更加深入，头脑开始沉浸到心的感觉中，我们就看见慈悲和认知拥抱痛苦的力量。这样的过程可能要几个月，也可能要几年。心有它的时序和节令，虽然头脑和心已经融合，有时候我们可以用爱和关心去碰触疼痛，但有时候，头脑还是会将长期以来已经习惯了的"应该"和紧张、控制带进来，介入心灵的运作。

头脑沉浸在感觉之中，有时我们会感到没有分裂的一体感，甚至会感到在出生以前就已存在的联结的感觉，一种永恒不变的我们最基本的完整感。

当忧伤非常深入地沉浸在心中，也就是说当我们能完全接纳至深的痛苦时，就能碰触到如一位女儿被谋杀的母亲所说："和杀人者共同的命运"那种宽恕的慈悲，也唯有如此，治疗才达到了生命的核心。虽然已达此境界，但痛苦还是常常会回来，只

222

拥抱忧伤

是愈合也同时在进行着。我们一点儿也不必惊讶,要让心胸完全敞开的力量是多么渺小,也不必惊讶心是多么会改变,而愈合也是一样来来去去。我们会注意到,也许几小时或一整天我们的心都是敞开的,感觉到身心意合一、互相联结,整个人是觉醒的。但是第二天却发现心扉紧紧关住,拒人于千里之外,几分钟之前还感到相当的开放,现在却凝重得叫人喘不过气来。但是只要我们体验过愈合的甘美,用超出想象之外的温柔对待自己,把自己从过去的旧意识中抽离出来,我们仍然有能力在心关闭的时候,在内心深处制造出空间来容纳慈悲和认知。

到了这个阶段,不论是忧伤或愈合,都不能任意剥夺我们存在的价值了。身心意的合一已不可能被分离,内在的联结已超越并且永恒。

也许比失去自己的孩子和一位亲爱的朋友的死亡更大的悲哀是:即使大家都活着,但是彼此之间的联结是那么的微弱,自己和自己疏离,心和头脑分开,也和别人疏离。

对每个人来说,处理忧伤,就是在这一刻去体验身心意的合一,并且与别人分享这种体验。

对许多人来讲,一直要到某个至爱者的死亡,才会透过探究和认识忧伤来开始愈合的工作。但有些人却非常清楚地知道"做必须做的",也就是现在就与疼痛、哀苦接触,并且去完成那些未竟之事,让每一刻都是复活的新生命,打破束缚我们生命的旧体验,打破束缚自己和自己或自己与别人联结的旧痛苦、旧分裂以及旧忧伤的延续。

在意识中与忧伤接触,带着一些智慧和宽恕与忧伤的世界接触,我们就能进入痊愈的时刻,过着完整的生活。

65 慈悲之母冥想

The Mother of Mercy Meditation

（缓缓地念给一位朋友听，或默念给自己听。）

当忧伤点变成心的接触点时，继续去感受心胸的敞开，然后吸气到胸膛中。

专注在心头上的这一口气。

每一次吸气时，都将爱和仁慈通过忧伤点送入心中。每一次呼气时，都将痛苦吐出。

将慈悲吸到忧伤点。将苦、执着和盔甲吐出。

让它们都在无边际的心的大海中漂浮。

让痛进来。让痛离开。

让它漂浮、不执着、不驱赶它，让疼痛像一个受了惊吓的小孩，在母亲温暖的怀抱中安顿下来。

将比疼痛大得多的慈悲吸到心中来。爱在心中给它预留了空间，也给我们的生命、我们的头脑预留了空间。

将慈爱吸入到心的接触点上。

拥抱忧伤

柔软地进入心中,在头脑里看看心中的关爱。一个仁慈的存在,用她全部的爱在照顾你。她就是慈悲之母。

感觉她温柔的靠近,放松小腹,去迎接这个祝福。

放松小腹。

放松内心。

慈悲之母的手臂拥抱着你。你所要做的只是把头枕在她肩上。

她就是那金色的光芒。

感觉着围绕慈悲之母的光环。看着这光从她那宽大的心中散发出来。这是在你面前显现的伟大同情之心的光芒,为了你的健康,它如此慈祥与关爱地照耀着你。

将这金光吸入已超越痛苦的接触点。在这光中呼吸。

将阴影呼出去。

让阴影消失在金色的光芒中。让痛苦在慈悲之母的心中漂浮。

将苦交给她。她给这苦预留了空间。

让你的苦漂浮在这充满关爱的心中。

在慈悲之母温暖的拥抱中,她的慈悲像一条绵绵不绝的小溪流入你心中,变成一条小河,变成你胸膛中的海洋。

让你的身体被光淹没。

光芒四射。放下执着,释放忧伤。让愈合进去。

过去,在慈爱与关怀中,就像波浪一样消失,大海的表面如此平静。

让波浪平息。放下执着,进入平静。

痛苦消失在光芒中。

生气、恐惧、被伤害的过去好比黑暗的蒸气被吐出来,消散在空中。

吸入这愈合之光、慈悲之光和关爱之光。

将长期郁积在心中的黑雾吐出。那些缠绕在心头的黑色心情,也将消逝在忧伤点和接触点的边缘,在光芒下消散,无影无踪。

每一次呼气都将长期执着不放的痛苦吐出。

吸进慈悲之母的金色香气。呼出黑暗污秽的痛苦。盔甲溶解了。

让金色的雾气弥漫在你周围,驱散那隐藏的痛苦。

将老旧的苦痛呼出,吸入金光。

将阴影呼出,放下。

不再执着于苦痛。将苦放下是我们要做的最困难的工作。

将慈悲之光吸进来,

呼出痛苦。将执着、无情和隐藏的苦呼出,让头脑和心融合,治疗我们日常的忧伤。

为失去的所爱而悲,但在心中却与他或她不可分离地融合在一起。

所有我们身上的每个部位、部分和所有我们未完成的美梦都将一起消逝在这慈悲之光中。矫揉造作和伪装太令人疲惫了。所以从隐藏处走出来吧,至少让隐藏的苦消失在闪耀着你真实本性的空中,让你站在慈悲之母的面前。

将她的心吸入你的心。让你的心和她的心一起燃烧。

将愈合的光芒吸入心中。将不仁慈的、恐怖的、不被接受的忧伤呼出去。将那一切忧伤都呼出去。

将她那慈悲温暖的金色火光直接吸入胸中。

这爱的呼吸。

当你将这光一次次吸进来,呼出去的东西则一次次变得更淡、更透明、更容易放下。

每一次呼出都使执着更轻松。每一次吸入都带着愈合进到心中。吸入来自这上天的慈悲。执着便软化了。

呼出来的气越来越清澈。

吸气和呼气同样地充满了光芒。

进来的光越来越亮。在心的正中央有了一个金色的聚焦点。痛苦被内在的信心和慈悲的认知拥抱着。

每一次呼气都将吸进来的强烈的光更清晰地吐出。我们正在享受着愈合。

慢慢地让慈悲及怜悯之光向那些需要的人呼出去。和世界上所有忧伤的人分享这个治疗过程。

吸进慈悲之光。呼吐出慈悲之光。

向全世界呼出慈悲之光。将关爱送给所有生存在这星球上的有情众生。

将他们的痛苦吸入慈悲之母的金光中。将她内心的爱呼出，送给所有用理智思考而迷失在痛苦和分裂中的人。不要再抓紧他们的痛苦，让痛苦在怜悯与关爱中漂浮。将愈合的光吸回到他们心中。

愿所有人类都免于苦痛。

愿所有人的心都向他们的苦开放。

愿光漂浮在他们愿意分享的心中。

愿每颗心都鼓励愈合。

愿每一次吐气都将慈悲之光撒向地球上的有情众生。

愿所有人类都免于苦痛。

愿所有人都得平安。

愿所有人类都将过往的阴影消融在当下的愈合中。

愿我们每个人都为自己也为别人活在慈悲和爱中。

愿我们都珍爱自己和别人。也愿我们彼此互爱。

66 温暖和耐心的心之呼吸

Warmth and Patience Heart Breath

一旦心的接触点建立起来，我们就可以将心的呼吸冥想（heart breath meditation）简化成一个温暖和耐心的呼吸练习。从心的接触点吸气和呼气。将温暖吸进来。慢慢地耐心地呼气。

将充足的慈悲之母的慈悲及温暖吸进心中。而在呼气时慢慢地培养耐性。（不是耐心地等待。等待与容忍是不同的。耐心是当下的存在，就好像抗拒、愤怒、害怕、怀疑等感觉一样。）

当忧伤冥想将我们完全地引至心中，温暖和耐心的呼吸使我们的心继续敞开。我们整个人开始变得轻松和自由，甚至连过去那种每天迷迷糊糊、不敢正视的日常的忧伤也都得到排解。在温暖和耐心的冥想中，我们将自己敞开在自由的空中。

吸进温暖。

耐心地、缓慢地、温柔地呼出。

让愈合进来。

让痛苦离去。

67 新的起点

Stepping Off the Path

　　与生俱来的智慧一再提醒我们，放下痛苦是人所面对的最艰巨的工作。所以要非常温柔地对待整个治疗的过程，要让过程中的一切自然发生，包括有时的笨拙或者犹疑不定的态度出现。

　　冥想练习和生活一样，是循环的活动。有的时候每天做冥想，有时却忙得无法静下来。有时心是开放的，有时却紧紧地关闭着。

　　冥想的目的是将头脑中的想法导向心中的感觉，这种情形有时可以维持几个星期、几个月，甚至于几年。但是愈合的工作也像是一个向上攀爬的螺旋梯，我们一次又一次来到不同层次的新的起点，学习相同的"新"的东西。就如佛陀所说："做该做的事。"有时我们做这种事，有时却不做。做与不做它们都存在。

　　治疗到相当的深度时，可能会变得困顿难行，这时候不必强求，怀抱那个大的"我不知道"的信念，"不知为不知是知也"，停下来，看看四周，休息休息，作一些调整。休息是为了走更长的路。

　　没错,把冥想当作一辈子的事情来做,很多时候它在生活中会变成像背景音乐一样次要的事情。我们会担心是否走偏了路,不必担心,这条路不是一个宗教,不是佛教、基督教、犹太教或印度教,你不可能离开它,因为它没有教义和戒律,它只是脚下的实地,那是你要完成的愈合之路。一旦你的心打开来了,允诺要完成这个愈合的工作,就别无去处,虽然有时在形式上会有些不同,绕个弯儿或停顿一下,但是你永远都走在这愈合的归途上。

　　即使有些同修说你:"不够谦虚。"你还是要相信自己的成长过程,甚至当旧的盔甲已脱去,而新的习惯尚未建立,卡在不上不下的尴尬位置时,也要相信自己。

　　事实上,道路的组成部分是包括离开的那部分的,这正是整合与反刍的时刻,为我们描绘出远景来。"这是一个再思考的机会",利用这个时刻再一次看看不满足的旧习性是多么的顽强,不时就会溜回来干扰你一下。

　　离开了正式练习之道也可以让我们看到生命并不是一项技术性的活动。我们寻找的是解脱而不是成为一个匠师。当我们了解一旦在灵修技巧上我们成了匠师,就会将我们带回到铃木大拙禅师常常说的"初学者的想法"(beginner's mind),以"完全的初学者"(Complete beginners)的态度重回道上,明白重点并不在于成为一个好的冥想者,而是在此刻尽可能多和慈悲与认知在一起。离开道路常常只是道路上的另一个起点而已。

　　在一辈子的修持当中,"练习"这个词的意义是可以改变的。练习就是过程。做练习就是要注意抓住每一个可以增长智慧的机会,它是通往真理的首要之法。

68　打开子宫之心
——一个愈合的探索
Opening the Heart of the Womb
——A Healing Exploration

　　当翁瑞雅与我接受遭遇性虐待的妇女心理咨询工作十年之后,我们开始了下面这些冥想练习。

　　在一个为期十天, 叫做"意识的活与死"(conscious-living/conscious-dying)的密集课程里,我们和一些妇女分享她们的忧伤。这些忧伤很明显不是由于失去至爱的亲人而引起的,它们来自遭受性侵犯后使她们丧失了对人的信任,对"安乐"的意义产生怀疑而引起的。

　　经过一段特殊的密集冥想练习之后, 一位妇女非常高兴地与全体团员分享在冥想中她体验到 "灵魂出窍", 脱离身体(out—of—the—body)的喜悦。虽然这并不是冥想的目的,但有时这种体验会自然发生,当她兴奋得满脸通红,描绘自己超越身躯和体重,自由漂浮在意识里的浩瀚空间的感觉时,一位看起来相当焦虑的妇女举手发言,她说:"我不是存心打断你的兴头,但我有个重要的事要说。"她站起来继续说:"你知道,我猜这个所谓'灵魂出窍'的体验一定十分美好,值得庆贺。但我宁愿有一个'在身体之内'的体验来和它交换! 我希望我的身体是一个安全的所在,是我可以安住及信任的家,而不是一个箭靶。但是,自从被强暴以后,我不觉得身体是一个可以皈依的家,我一直将所有的门都锁住。它被侵犯蹂躏过,我不要进去。"许多女人都哭了,因为她们有相同的遭遇、相同的感受。许多正在与病魔缠斗的人也哭了,对她们来说,这个生病的身体也是一个不安全的家。

经过这段紧张又令人感动的表白之后,一位妇女向我走来,说:"你知道,这是两岁那年被父亲强暴之后,我第一次感到心比身体更痛。"就在这一刻,经过了多少年月的疏离,这些受伤妇女的心终于互相靠近、依偎在一起。长久以来因为紧紧将自己下面的心锁住,使得上面那颗心也无法打开,想要深吸一口带着慈悲和自信的呼吸,向治疗的深处走去的可能都被封杀了。现在我们知道,妇女有两颗心,一颗在上面的胸膛中,另一颗在下面的子宫里。许多遭受性侵犯的妇女为了存活,为了自我保护,不得不将下面的心:子宫和生殖器的疼痛封锁起来,故意忘掉它们的存在。一方面假装痛苦不是真的,一方面假装事情根本没有发生。而上面的心中所感受到的恐惧、不信任、愤怒、怀疑和自厌自弃也被束缚起来,或者完全不被接受。

从她的自白中,我们觉得打开子宫之心的冥想(the Opening of the Heart of the Womb Meditation)犹如来自上天的恩赐,它被人所共享的痛苦鼓舞, 又允许我们参与每一个人都必须负责的愈合工作,因为没有一个人可以和自己长久所背负的痛苦分开。

在堕胎尚未合法化的年代, 妇女常常用一种叫做麦角的草药打胎, 它可以使身体内的平滑肌肉痉挛收缩而将胎儿压挤出体外。但如果药量不对,与吞服者的体重、新陈代谢不符合,则会使心脏悸动加速而产生危险, 因为心脏的肌肉刚好也和子宫一样都是平滑肌。

打开子宫之心的冥想法与其他所有治疗一样,都利用慈悲、怜爱和仁慈去滋润被遗弃、被残忍对待的身体部位,它们长期被愤怒和恐惧拒绝,并且也被无助感遗弃。这个冥想使得恐惧的心和子宫被光照射,从而将慈悲深深地引向自己,更让痛苦真正地在慈悲的认知和伟大的爱中被放下,让枯竭碎裂的心重生。

当这个冥想在几百位,甚至几千位妇女中传扬应用之后,有些人开始将它运用在子宫的疼痛上。有些人发现也可以利用这个神奇的治疗方法愈合子宫之心所受的精神上的痛苦,例如用来接纳与抚慰堕胎后的自责心情,或向子宫切除手术后沮丧的心情说再见。有的人说这个冥想影响了子宫内的恶性肿瘤,其他的人为她们子宫内的胎儿作准备,希望孩子能顺利地诞生。

有少数几位,透过这个冥想的练习而成功怀孕。第一位治疗成功的妇女说:"史蒂夫,你害我怀孕了!"翁瑞雅和我听了哈哈大笑,我们都高兴极了,这位太太曾经在十年内流产八次。当她感觉到这个冥想可能 "可以让我的子宫变得对生命友善一些",她就很专注地让这个冥想帮助她放下一些恐惧和愤怒,用新的温柔、爱来取代它们。她说:"我从来不知道我可以有一个'新'的子宫。"在翁瑞雅和我的陪伴下,她的治疗一直追溯到她自己的整个出生过程。

虽然有一些人从这个练习中得到非常大的喜悦,但对于被强暴或被性侵犯的妇女,这并不是一个容易的冥想。许多妇女告诉我们,不管她是一天、一星期或一个月做一次这个练习,冥想的那段时间成了当天最痛苦的时候,这也是她们的治疗中不可避免的一部分,要接触这么深的悲痛是非常不容易的,它需要时间。但是既然选择了走上愈合之路,就对自己慈悲些,继续放下一直携带着的巨大的痛苦吧。

这个练习本来只是一个单一的冥想,但受到妇女的心和子宫相似的启发,它延伸成为三个部分的连续练习。子宫之心的愈合拟人化了治疗过程中的每一个存在,承认它们,了解子宫内隐藏了多少未竟之事的伤害和悲痛,也了解到"命运的可逆性",在这里,当恐惧退缩了,慈悲就可以靠过来。当完全的慈悲进来,沮丧的心就跟心有了联结。所谓放下,其实就是心的打开,和它无限的接受力,让过去以为不可能处理的痛苦可以神奇地漂浮在某个大些的东西里。而我们也想和所有遭遇相同困境的人一起分享这个愈合的工作。

第一个步骤是愈合进入身体的冥想 (Healing into the Body meditation)。用认知扫描全身,从头顶开始到脚趾尖,我们透过专注在身体上的每一个部位的感觉,回到一个更大的完整的人,使一种新的安全和新的慈悲重回自己的身体。这个冥想开始时可能要用二十到三十分钟,完全看各人对自己身体感觉的情形而定。如果你感觉到有任何一丝一毫的不对劲,比如说,引导的语言或速度不对,你都要为了你自己的需要而作全然的改变:也许由你自己录音,或者请你所爱的人或爱你的人录音,如此才能满足你的需要,满足你的愈合之旅。除了你的心以外,没有人可以如此轻柔、如此慈悲地陪你走在治疗的路上。信任你自己的直觉,只有它才知道什么适合你。让这些冥想成为通往愈合终点站的守护神。

有位妇女朋友说,虽然持续用愈合进入身体的冥想处理她身体的疼痛问题,但好几个星期了,一直无法将专注力集中在如鼻尖、嘴唇、下巴或肩膀等眼睛以下的部位。这是恐惧和抗拒的巨浪把她打倒以前,认知被允许进入的底线,恐惧和抗拒非常不相信她可以再一次安全地进入这片区域。我问她,为什么可以忍受这么大的痛苦。她说:"不行了,再也忍受不了了,所以我做这个冥想。"是的,她所体验到的是,即使对自己的身体有那么大的不信任,只要慈悲的认知进来,愈合是可能的。她也注意到一旦她臣服在恐惧和无助感之下,拒绝认知,那么留下来的则只有麻木和死亡。但是只要继续不断地练习,她自己身上的反弹部分会逐渐可以被亲近。有一天她会像未受伤害前一样感到心又回到身体中,整合在一起了。

要曾经被残忍虐待的人接受慈悲是很困难的。但奇迹在于,即使在这种大的痛苦中,愈合还是可能的。几百个人告诉翁端雅和我,这是让他们发现自己的灵魂重新回到身体和头脑中感觉到"复苏"的一个最有效的冥想。怀抱着新的信任和慈悲再一次活过来,并且关爱着所有爱她们及为她们所爱的人。

第二个冥想叫做打开子宫之心的冥想(Opening the Heart of the Womb practice)。它建立在一个非常柔软和慈悲的认知上,温柔的关爱可以治愈并且使它拥抱的任何东西得到力量。这是你的心回归到身体并与身体合而为一时发出的声音,吁求着身体敞开接受治疗,这个声音很轻柔地由阴道一直传送到子宫这个伟大的华厦,每时每刻都将愈合带到在那里的各种感觉。每一种感觉都接收到慈悲、宽恕和关爱。将爱送给长期以来忍受别人的冷漠和不关心而忧伤的心。愈合下面的这颗心,就会发现通往心的路是大家可以分享的。愈合的心,就是怜悯和慈悲的心。在打开子宫之心的冥想中,每一个人都要用自己的速度、自己的方法,将这个冥想带入治疗中,并且也鼓励其他的人这样做。

没有两个人会以相同的方法做这个冥想练习,每一个人都必须倾听他自己独一无二的愈合之声,每个人都有他自己进入心的不同的方法。聆听子宫之心的声音,受伤的人终于可以在关爱仁慈的安全当中,在神圣存在的身体内自由地呼吸了。

有位妇女朋友在做这个冥想练习几个月之后说,虽然做这个练习是每一天最沉重的时刻,但是也一天天地感到轻松了起来,每一天她都发现比前一天多了一些信任、自爱和慈悲。有一天早上,当她为孩子们准备早餐,倒好了牛奶,她抬头一望,正对着墙壁,她说:"我只是看着墙壁,"一边说一边泪如雨下,"奇迹!我就在那里,没有任何恐惧、怀疑或愤怒。单单纯纯地就在那里——只是看着墙壁。我不需要去任何地方,做任何人或任何东西。我站着的房间就是我的家,世界终于又成为我的家了。"接下来的几年,她一直用这个冥想练习帮助许多需要的人,去找到她们那颗完美的心所能找到的完美的方法和途径。

最后的冥想练习,叫作愈合的分享(A Healing Shared),是一个爱的冥想。也就是所谓的同理心,与遭受相同苦难的朋友分享自己正在进行的痉愈的练习。通常在痛苦之中,我们会感到未曾有过的孤寂。而事实上,在同一刻遭受同一苦难的人成千上万,说不定有几百万难友,她们跟我们一样渴求着不要再受苦。她们也希望在这个混乱而经常充满暴力的世界中得到平安。

许多妇女说,第一阶段,在愈合进入身体的冥想中,好几次她们将封锁在身体上的悲痛,呕心泣血地哭出之后,冰封已久的身体温暖起来了,于是相当快速地她们就进入到了打开子宫之心的冥想这个阶段。在这里她们感到生命的复苏,身体与心再一次团圆,她们很惊讶地发现,一旦身体轻松了,心常常只需几分钟就可以进来。不过有时虽然"想"通了,身体也柔软了,慈悲也进来了,但有时的感觉,却好像从来不曾做过这个练习一样。这就是无常的头脑的本性,它涵盖太多如专注力、能量、耐性和果断等能量。当这些能量平衡时,它们会允许愈合被带进来。从这个由内而来的引导,过去连做梦也不敢想象的生命力就会生长出来。

有一位妇女朋友说:"如果连遭受强暴这么悲痛的事都可以愈合,那么天下就无难事了! 我从来不敢想象我能再做爱,而现在我几乎爱我看到及听到的每一个东西。虽然这个星期过得非常痛苦,但我从未如此快乐过。"

如果有人想用这些冥想练习来治疗被伤害的痛苦,我们会建议和一位专业治疗师或一位你非常信赖的朋友一起做。他们要值得你信任,你可以将心中隐藏许久的痛苦讲出来,并且允许你去发现自己特有的那个巨大的愈合的力量。如果你找一位专业治疗师一起工作,我也建议你请这位治疗师和你一起做这些冥想,如此他们才可能"感觉"(而非推想)到这些冥想所提供的方法，以及这些冥想对你的影响。

这些冥想仍然在演进的过程中，只有心才知道它们真正的需要。用对你自己最有益的态度去体验它们，并且也和有情众生一起分享这个益处。这也就是这个练习的第三个阶段，在爱的冥想中分享愈合的喜悦。我们的目标就是将真正的愈合传送给其他的人。

男人也能从这些冥想中得利。一位第一次参加这些冥想练习的男人满含着泪水向我们诉说："你知道，我并不是一个施虐者，我从未伤害或强暴过任何人。我只是一个在男性环境下长大的男人，而这些冥想令我有很深的感触。今后我将不再粗鲁地对待妇女的身体，不再无意识地对待她们。我永远不会这么做了。"当男人也发现了他们的子宫，他们也就在心的深处找到一个更宽广的空间容纳女人和平静。

如果这个练习是有效的，也许你愿意再去看一看我所写的《生死痊愈》这本书中的《八大伤害(the Great Injury)》这一章。在这一章里我举了许多实例，看一看其他人如何接触这个练习，以及每一个人不同的节奏。

请将这个练习变成你自己的一部分，透过这个练习治疗我们自己，不要忘了愈合是我们与生俱来的权利。

69 愈合进入身体

—冥想的注释

A Note on the Healing
into the Body Meditation

愈合进入身体冥想的目的,是让愈合的认知去探究身体。这是开始打开子宫之心冥想的一个技巧。这也是一个再回身体的安全办法。就像其他冥想一样,它同样将慈悲和认知再一次带入身体,并且进驻身体和头脑中长期被遗忘的部位。

每天做二十或三十分钟这个冥想,许多人会第一次清楚地注意到身体里长久存在的疼痛,然后就会开始去软化这些长年的硬壳,将生命力注入这些死亡点,开始与生命力作直接的接触。

这个练习将治疗性的认知布满全身,用慈悲和自我宽恕与自己和好,去直接接受感觉。与感觉的接触就成为通向心中生命能量的管道。用全新的慈悲和深层的愈合去碰触疼痛,碰触为了逃避痛苦而形成的麻木之处,如此我们才会开始完整的新生。

可能这就是耶稣被钉在十字架上所代表的重生的意义,也是道家和许多神秘学者追求长生不老的炼金术的意味吧! 我们必须在此重生,现时现地不断地重生,一次又一次开始疼痛的治疗。精神上的痛苦集结成为身体上的疼痛,一次又一次我们挣扎于表层(身体上)的痛苦,再进入深度的治疗,每一次的呼吸都好像刚出生时的第一次呼吸一样,是生命的开始。时时刻刻进入身体和呼吸中,治疗我们自己和所有的有情众生。吸一口神圣的气,超越痛苦,再一次完完整整地活。

70 愈合进入身体冥想

Healing into the Body Meditation

（缓缓地念给一位朋友听，或默念给自己听。）

在一个安静的房间中找一个舒适的地方坐下来，将自己安顿在椅子或垫子上。

感觉一下现在的感受。很自然地感觉你的身体。

开始将注意力放在脑门上。

开始觉察各种升起的感觉。

可能要一、二分钟才能将注意力集中在头顶。

将注意力集中，去探究头盖骨上柔软的头皮。

现在将注意力扩散到脑门之外，感受柔软的头皮连接硬的头骨所形成的各种感觉。顺着这些感觉，注意形成头部的头盖骨的弧度。

慢慢地将认知移到前额。额头上有什么感觉呢，完整的感受一下它们。

感觉一下前额是怎么延伸到了太阳穴。

太阳穴那里有什么感觉,心甘情愿地去接受它原来的样子。

放松紧张的双眼,让温柔的认知去感觉眼眶上的双眼,以及环绕着双眼的眉骨。

随着认知的探索,这些感受移动到了脸颊。

感觉口中的牙齿,感受牙齿在牙床上摇动。

感觉时时刻刻升起,和认知的焦点相遇。

注意舌头是怎么躺在了口中。它顶着上颚吗?或平躺在口中?还是弯曲地顶住牙齿?

接受身体中这些鲜活的感受。

与一个接一个的感受相遇,一个部位接着一个部位,带着慈悲的认知进入心灵完整的生命。

注意鼻尖的震动。注意嘴唇的温暖和柔软。

当下巴的肌肉允许生命带着慈悲和关爱进来的时候,感觉下巴开始柔软。

感受在耳朵后面升起的各种感觉,还有耳朵的状态,它就在头的两侧。

感觉整张脸、整个头,感觉它柔软的肌肉、硬的骨头和它们活动的因子,什么地方是温暖的,什么地方是冷冷的都注意一下。

不要诠释什么。只是单纯地接受感觉,把它当作是身体内集结的生命力。

当认知向下观照颈部的同时,让认知去接受头和脸上各个不同部位所升起的各种各样感觉。

当认知通过喉咙时,注意它附近的紧张,接受这个紧张,慢慢地让它的内在软化。这里也许有长期不敢说出口的害怕的感觉,它可能郁结,也可能是顺畅的开阔的空间。但是,注意有没有什么秘密藏在那里?有很多强忍的愤怒和恐惧累积成硬块,现在终于被感觉到了。

让接收到旧痛苦的认知充满了慈悲和关爱。

不要作任何诠释，只要温柔地接受这个如此希望获得痊愈与整合的身体和意识就好。

注意出现在喉咙上紧缩或开放的状态。用新的慈悲和关爱将祝福传递给长期没有被关注，又经常需要靠强忍或伪装来将快乐或痛苦压入的这个身体。

感觉一下，头的重量现在很均匀地安置在肌肉已放松的脖子上。再注意看看，脖子是如何完美地延伸出来形成肩膀的。

感觉一下从肩膀向外延伸的长条肌以及在它之上的头和向下延伸的双臂。注意各种感觉在肩膀、骨骼和肌肉组织内，漂浮于生机盎然、脉动活泼的既温柔又抚慰的认知中。

感觉一下肩膀如何支撑着双臂以及双臂如何在身体两侧摇动。

感觉肩膀的力量，它的肌肉组织、骨骼和肌腱如何准备好，允许那股不可思议的可以移动、行动和服务的能量。

感觉肩膀的感受，并且延伸到双臂的上端，经过双头肌直到手肘。

让认知在前臂游走。感觉一下生命如何顺着双臂延展到手掌中，在每个手指和指尖上跃动。

感觉一下这种跃动如何让联结手臂、肩膀和双手的肌肉组织和筋骨活络起来。

让认知去接受从肩膀到指尖中升起的最最微小的能量，看着不同的感觉从肩膀、前臂和手掌升起与消逝，迎接来自当下每一刻的感觉所带来的生命力。

带着慈悲之情去探索我们称之为身体的这片园地中的感觉。

每一只手臂都真实地活着，感觉身体的跃动，再一次觉醒，以便学习和服务。就这样真实地存在着。注意一下我们的双臂如何拥抱这个身体。

感觉这个胸膛如何自然地随着每次呼吸升起又降落。不要

拥抱忧伤

控制呼吸，让它在柔软的空间中自由存在。

感觉每一次呼吸都在信任中，每一次呼吸都从容不迫。

感觉内在的心跳。感觉肺部慢慢地扩张，接受每一次呼吸带进来的生命。

在宽广的感觉园地中呼吸。

感觉整个身体、躯干、前面、侧面、背部全部充满了知觉，漂浮在认知中。

注意认知从何处进入身体，生命就在那里被发现。

感觉一下躯干上不同部位的紧张度，也许这里温热些，那里冰凉些。某部分充满感觉，另一部分几乎完全没感觉，有的则感觉钝钝的。同时也感觉身体内的某个部位，由疼痛、顽固的恐惧、持续的怀疑点燃了知觉的火花，在慈悲认知的凉夜中闪烁发光。认知所到之处，愈合就在那里发生。

当认知让身体敞开时，感觉一下这里或那里的压力，以及它们如何放松。

让这个神奇的身体被魔术般的爱的认知、清晰的头脑和敞开的心灵触摸。

现在让这股温柔的认知移往背部，从脊椎的最顶端开始，那里是脖子坐落于肩膀之处。让这愈合的认知缓缓地沿脊椎向下延伸，带着怜爱仁慈去接受一节又一节的脊椎骨，非常缓慢地到达脊椎的底部。

这个神奇的脊椎，如此完美地被上背部的平滑肌支撑着，向下延伸到下背部的长条侧肌。

感觉这些肌肉组织，感觉在筋骨和肌肉内升起又消逝的各种感觉。

让你的注意力集中在脊椎的底部，让认知去靠近这个最底层的脊椎骨。

非常温柔地注意在尾椎骨附近升起的各种愈合性的感觉、想法或情绪。是何种感觉占据了尾椎骨的附近？是什么吸引了认知的注意,而且从那里进入了身体?

现在将尾椎骨附近的探索很温柔地移动到身体前面的下半部。感受脊椎这些坚硬的骨骼好像一张保护伞似地张开,包围在柔软的胃和小腹之上。让小腹柔软,接受治疗。

在柔软的小腹中,让可能的整合升起。感受呼吸在柔软的小腹中自行呼吸。

跟着每一次呼吸,肌肉自行升起和陷落,在柔软的小腹中生命自主呼吸着,生命继续在治疗着它自己。

当认知靠近骨盆四周,感觉腹部的最下方和整个腹部,再一次注意任何极细微的感觉或出现的各种意识。不论是紧张或任何想法,不论是快乐或歌唱,恐惧或任何头脑及身体内升起的感受,都让它被治疗的认知接纳。

用慈悲的心去碰触恐惧、批判、怀疑和愤怒。让生命进来,让治疗发生。

让治疗进来,让任何在骨盆附近升起的感觉在慈悲的认知中被接受。

在柔软和慈悲中去感觉整个部位。不用力,不冲撞,单纯而温柔地允许各种感觉以它们自己的意愿呈现。一点儿也不着急。只要认知一层又一层地进入越来越细微的伤痕和执着中,愈合就会跟着进入。

当不整全的感觉被认知,完整感就在这个柔软的、没有批判的心中升起。

愈合是我们与生俱来的权利。我们可以用新的关怀,带着怜悯和感觉到自己拥有的伟大的愈合力量的认知中去迎接身体和精神上的苦痛。

放松下腹部,放松臀部还有臀部的上方。让温柔的认知轻轻移动,温柔地通过阴部、生殖器到大腿的上方,再经过大腿,接受膝盖上的感觉,感受小腿的跃动。感觉压力、冷或热、粗糙或平滑、用心去体验当下它们的状态。

244

当洞察力透过双腿移到脚底时,一次一脚,慢慢地用你自己的速度接受身上的各种感觉。感受双腿、双膝、脚踝和脚的力量及它们的持久性,还有它们运动的能力和每跨出一步时,它们所提供的珍贵力量。

感受下半身的跃动。感觉两条腿、两只脚、膝盖、臀部,好像它们是呈现在身体上的生命一样。

感觉每只脚都脚踏实地的感觉。

感觉信任从每只脚的脚底生长出来。虽然这个功课很困难,也请感激这个机会,将心打开,使每一秒都活生生地活着。

现在感觉到这个身体就是一个感觉的园地,一个动的、活的生命,全身充满了当下真实的跃动。

感觉自己被认知和慈悲触摸着。每一刻的知觉都充满了关爱仁慈。

感觉整个身体和心合二为一。

感受到感觉比较紧张和比较轻松的部位彼此互相联结,互相滋养对方。仁慈和关爱会自己渗透到需要它们的部位中去。心照耀着全身,每个感觉好像都是夜空中闪烁发亮的星光。

生命之光在这个愈合中的、慈悲的、服务的、怜悯的和认知的体内发光。这个身体冀盼着天下在此刻遭受同样苦难的人都能愈合以及拥有新的生命。

愿天下苍生都离苦得乐。愿所有人都从我们的痛苦中得到新的治疗,并且超越那苦和痛,带着它们向我们真实的本性靠拢,向我们与生俱来的愈合的权利走去。

愿天下苍生离苦得乐。

愿天下苍生都平安。

71 子宫之心冥想的注释

A Note on the Heart of the Womb Meditation

这个冥想是整个愈合练习的核心。许多人把子宫之心冥想一次又一次地反复练习，直到内化成属于自己的终身练习，让它成为了打开自由之门的钥匙。

有一位妇女朋友练习了几个星期之后，发现某些部位比其他地方更难迎接愈合进入，这些部位需要特别的注意。于是用她自己在治疗上的直觉，她在练习时采用自己的想象和喜好，重新创造冥想的方法，用她自己的声音在她认为需要特别关注的部位注入更多的关怀。她"随遇而安"地跟着特别的需要走。她收起头脑的指挥跟着心的感觉走，给了自己一个在真理中体验生命的机会。

72 打开子宫之心冥想

Opening the Heart of the Womb Meditation

（缓缓地念给一位朋友听，或默念给自己听。）

在一个安全、安静的空间，找一个舒适的地方坐下来，

将你自己安顿下来，让认知开始来到身体内的感觉层面。

单纯地感觉坐在这里的身体。

感觉各种感受在身体内升起又消逝，在这里和那里跃动。

有温暖的感觉，也有冷的感觉。

感觉坐在冥想垫上或椅子上的屁股的压力。

让认知来到这个我们叫作身体的感觉的园地，看看它在身体内闪闪发光和不断移动的各种感觉。

开始将认知引导到双腿相连的部位。

很缓慢地，认知温柔地聚集在大腿的内侧，在那里腿的上部和身体连接着。

现在，非常温柔地，让认知接纳从非常柔嫩、非常有生命力的部位升起的知觉。

单纯地非常温柔地接受所有聚集在那里的知觉，也注意接近这个神圣部位的感受和情绪。

让柔软的认知接纳在阴唇附近的各种感觉。带着从心中涌向身体的慈悲和关爱去接纳每一刻升起的感受。让这个有神圣力量的地方和感觉一起漂浮在慈悲的认知中，而每一刻升起的感觉也消逝在仁慈中。

让认知从容不迫地聚集在一起。

让慈悲探索这个部位。

感觉褶边状的肌肉保护着这个柔软的部位。

单纯地让充满愈合的、慈悲的认知温柔地聚集在这里，在深度的柔软和自我关照中，感受一刻接一刻升起的感觉。

非常轻柔地穿过阴影，将光亮带入阴户部位。

感觉那里的肌肉的力量，感觉这些力量的能力和完整。

注意阴道附近升起的各种感觉，认知接纳它们，让它们漂浮在愈合的慈悲中，在当下以怜悯和新的力量迎接它们。

感觉认知之光充满了阴道。轻柔地，让你的慈悲之光去照亮这个潮湿的、慈悲的生命、爱和愈合的摇篮。非常温柔地触摸阴道内最细微的肌肉和皱纹。

让阴道充满你的仁慈之光，一个非常温柔的光亮，接受那里升起的每一个感觉。

愈合将那里的恐惧和痛苦融化掉。

让认知去软化和接受充满身体内的各种感觉。

让慈悲和怜悯在阴道内升起的感觉合而为一。

慈悲的认知非常温和地向子宫颈和它附近的肌肉移动。肌肉组织开始放松，并接纳治疗的慈悲和治疗之光，这光延伸进入伟大的子宫圣殿中。

子宫充满了金光，充满了对生命无限的慈悲和怜悯。

这个光照亮生命的洞穴，这个神圣的子宫。

感觉子宫的开阔、宽敞以及家的感觉。

让认知为了你自己，为了这颗柔软的心带着慈悲和关爱接纳子宫。

让你的子宫逐渐充满从你的慈悲发散出来的金光，照明并且点亮这个生命、这个存在的心。

让子宫之心打开，再一次接纳它自己拥有的伟大的本性，让它回家，让你自己在子宫中找到一个位置。

让子宫之心的柔软的光在那里闪亮，为你自己打开慈悲、宽恕和怜悯的子宫。

让子宫柔软，让它的心打开来。让它安顿在爱与温柔的愈合慈悲中。

感觉输卵管好像是这颗神圣的生命之树的细枝。

生机盎然的阴户好像树干似地经过子宫颈伸展分布到子宫的殿堂，而它的两个小细枝好像双臂似地拥抱着它。

感觉温柔慈爱慢慢地从子宫内向输卵管游去，这条路是所有的生命都必须经过的。

让子宫之光逐渐向伟大的生命之树的细枝移去。

让这个伟大的心带着慈悲照向生命本身，带着爱与关怀去治疗受伤的心灵，让生命拥抱它自己，让子宫感到充实，感到自己的完整。

感觉这股温暖的金光游过生命之树的细枝，进入卵巢，在每一颗卵子内闪闪发光。

感觉整棵树都是光，是生命，充满了它自己愈合的力量，充满了温柔的慈悲。

感觉输卵管末端羽毛状的组织和在每一个小细枝顶端的发亮的果实。

整个子宫被一个新的慈悲和自爱治疗，充满了温柔的关怀。

让子宫为它自己和所有的有情众生充满了爱。

当心也逐渐沉到子宫内时，上面的心和下面的心结合起来，成为了一颗共享的心。

就是这样。

让愈合将所有剩余的痛苦都融化在新的喜悦中。

最后，感觉一股我们自己所拥有的伟大的治疗力量，将所有痛苦都溶解了。

心沉到子宫中，完整、慈悲、欢愉地接受着它自己。

当治疗的光弥漫着整个子宫，一刻又一刻地接受从深层的愈合和感激中升起的知觉和感受，也感受到其他的妇女，也在此刻渴望着从过去的痛苦中得到解放。

让光从子宫之心发散到世界各地，和所有此刻希望从相同的痛苦和恐惧中解脱的妇女一起分享。

让子宫之心的光淹没这个世界上所有的痛苦和混乱，让所有人类都分享这荣光。

当这光在你的子宫中凝聚在一起时，请将它发散给其他的子宫，其他渴望分享相同愈合的妇女，她们和你一样在此刻重生。

和所有渴望身、心、意合一的人分享这个愈合。

光亮就在那里。

愿我们都从过去的痛苦和混乱中解脱。

愿我们的子宫和心都充满它们的本性之光。

愿我们在本性中得到整合。

愿我们平安。

愿天下苍生离苦。

愿天下苍生得乐，得到治疗，得到他们本性的光亮。

愿我们在慈悲、无伤害及怜悯中相遇。

愿我们得以痊愈。

愿我们平安。

愿天下苍生都自由。

愿我们都自由。

250

73　在慈爱冥想中分享
——愈合的注释
A Note on a Healing Shared
in Loving Kindness

　　分享愈合，也就是佛教徒所说的"做功德"（sharing the merit），是治疗的最后阶段，也是痊愈后的第一个阶段。毫无疑问，仁慈关爱是身、心、意合一过程的开始与结束。

　　这个冥想是由本书一开始就介绍的慈爱冥想演化而来。它帮助我们更加用心呼吸这个从忧伤冥想最后阶段发展出来的呼吸习惯。它比单纯地只将痛苦移开更具效力，这个冥想引领着我们和悲苦的终点接近，将内心和头脑结合起来。它让我们习惯于神圣的呼吸。也教我们培育神圣的分享的感觉。

74　在慈爱冥想中

——分享愈合

A Healing Shared
in Loving Kindness Meditation

（缓缓地念给一位朋友听，或默念给自己听。）

找一个舒适的地方坐下来，将自己安顿好。

放松身体。

将注意力集中于心脏。

每一口气都吸进心脏。

将心中每一个痛苦都随着呼气吐出。

在心中有许多隐藏的秘密、许多盔甲。

在心中有许多未活过的生命、不被爱的人。

我们自己一直背负着许多痛苦、自我批判和冷漠。

让心中的慈悲驱散这些苦。

当你吸气时，在心中告诉自己："愿我快乐，愿我离苦，愿我平安。"

当你轻轻地吐气时，一边呼气一边说："愿我的痛痊愈，愿我超越渴望自由的期望，进入本性的快乐。"

"愿我离苦,愿我快乐,愿我平安。"

每一次呼吸都将健康的感觉带给自己,每一次呼吸都希望自己痊愈和整合。

愿我快乐,愿我平安,愿我离苦。

让心照顾你,好像你是它的独子。

让它带你进入健康的感觉中。

让健康拥抱你。

让你自己进入心的怀抱。

将你自己吸入心中,吸入慈悲和关爱中。

注意,那旧头脑的不满足尝试阻挠慈悲进入。

把自我批判、不信任和对自己的残忍呼出来,让关爱取代旧的念头被吸到心中。

愿我快乐。

愿我治疗愤怒、自我批判、痛苦、冷漠、粗心和经常遗忘的习惯。

愿我脱离苦难。

愿我平安。

每一次呼吸都软化身体,让头脑清醒,将心打开。

每一次呼吸都治疗我们,将我们带回自己,回到我们那无边无际的美,回到那广袤的真实自我。

愿我快乐,愿我脱离苦难,愿我平安。

放下所有纠结在你心头的旧伤痕。

放下所有阻碍你得到与生俱来的愈合和慈悲关爱权利的旧思想。

每一次呼吸都带入愈合。

每一次呼气都呼出痛苦和盔甲。

平静像朝阳从海面上升起似地照耀着你的心。

它是怜悯的海洋。

它是慈悲的光充满心田。

让身体健康。

对你自己慈悲。

让爱进来。

用你自己的宽容和关爱治疗你自己。

和你希望自己得到快乐一样，世界上其他的人也期盼着一样的快乐；开始将这愈合的仁慈，关爱的慈悲送给别人。

他也许是一个爱人、一个亲爱的朋友、一个伴侣、一个你生命中爱着的人，现在就触摸他们。

把你正在吸收的愈合的慈悲送给你所爱的人，希望他们和你一样健康。

让他们漂浮于你心中怜悯的大海。

让你所爱的人沉浸在你的关爱中。

将慈悲和希望他们健康的愿望吸到你心中，再呼出来给他们。

静静地说："愿你快乐，愿你脱离苦难，愿你平安。就好像我愿我自己快乐一样，我知道你也希望快乐。愿你的生命充满了光明，宽容自己也宽容别人，对自己和别人慈悲。愿你脱离苦难，愿你平安，愿你快乐。"

将这份关爱带入你心中，再直接送给他人。

"愿你从伤害你的苦难中得到解脱。愿你的生命在怜悯与关爱中一日比一日更健康。愿你快乐，愿你脱离苦难。愿你认识你本性中的至乐。愿你痊愈，并得到我们与生俱来的平安。"

每一次呼吸都将你的能量送给他们，充满了你的关爱之情。

用你的关爱和慈悲包围他们。

让这份爱延伸到和你同在一个房间中的每个人，此刻你会发现，这份关爱的冥想正在你心中滋长。

让这份关爱之情发散给所有你爱和你关心的人。

愿所有这些人都脱离苦难。

愿所有这些人都充满了他们真实本性的快乐之光。

愿他们都得到我们大家一起寻找的平安。

继续拓展这个爱的能量。让这能量从心中放射出来，一直到你居住的城镇，一直到它围绕着这个城市的每一个人。

平等地拥抱所有的忧伤。

拥抱所有还未看到自己的心的人，所有以为痛苦大到无法治疗的人。将慈悲之情带给所有受苦的人，所有如此需要爱、需要被治疗的人。

愿天下苍生都脱离苦难。愿所有人都体验到敞开心胸的奇迹似的本性。

愿他们都脱离苦难。愿他们都平安。

愿全世界好似气泡般漂浮在怜悯的大海中，那大海就是你的心。

愿天下苍生都得到痊愈，来到喜悦之中，得到他们与生俱有的慈悲和关爱。

愿天下苍生都得到自由。

愿天下苍生都脱离苦难。

愿我们都敞开心怀，让这一颗心分享全部的体验。

继续将关爱向外扩张，将天下苍生都吸入你的心中，让他们在你心中被慈悲拥抱，被仁慈治愈，在你心中得到整全，得到平安。

让这份关爱之情扩散到看得见及看不见的每一个真实的存在。

愿天下苍生，不论他们外表如何，不论痛苦如何袭击他们，愿他们都得到解脱。

愿天下苍生都被祝福，愿从远古之圣贤到尚未出生的存有都得到平安。

愿天下苍生都脱离苦难。

愿他们都得到与生俱来的痊愈。

愿我们所有人都在心的开放中清醒过来。

愿天下苍生都脱离苦难。愿天下苍生都平安。

75　做自己的愚者

Be Your Own Fool

256

做自己的愚者,信任你自己冥想的过程,没有人比你更知道在愈合这条路上,你需要什么。卡比尔说,除了你自己以外,任何人都无法知道你自己的方法。信任那些方法,那就是你自己的道路。

不要做别人的傻瓜,用别人的方法来修行,甚至连佛陀的、圣母玛丽亚的、摩西的都不要,只要轻轻地踩着自己的脚步,不要着急,不要模仿。

佛陀的门徒在学习中都要各自寻找他们自己的方法。有一位和尚希望做到在沿门托钵时,不但可以专注地一言不语,更可以心无杂念。所以每当他带着空碗离开寺庙出门求布施前,就在嘴内含一口水,只要分散心神,不知不觉开始想着美丽的花朵或树木时,潜意识中的条件反射就会将这口水吞入腹中。当水在口中消失的那一刻,他马上就席地而坐,开始冥想,将心神集中在当下,当僧团中其他僧侣们完成托钵的工作的时候,

拥抱忧伤

他也找到了他自己的方法。另一位和尚注意到在走路时很容易分心，于是在脚趾上放了一颗小鹅卵石，只要他的心被一只美丽的小鸟或想吃的欲望干扰，小石头就会掉下来，这一瞬间将他带回当下。(在日常生活行住坐卧之间更需要正念冥想，更要时时刻刻保持认知。)虽然他们都跟随在伟大的导师身边，但每个人都必须随本性的特别方法去实践愈合的练习。

为了实践我们感觉到的正确方法，我们要当神的愚者(Cod's fool)，超越理智，在所有可能升起的感觉边缘上敞开心胸，在心的最中间，让直觉这股神秘的力量告诉我们什么是正确适宜的。这个直觉不但超越理智的思考，可能也超过了我们从前所知的一切。

我因为脊椎疼痛的缘故，不止一次必须撑着支架到医院去探视临终的病人，并且用一种同一病房内其他人看起来相当愚蠢的方法和他交流。虽然别人觉得奇怪，但是这个看似愚蠢的方法却能找到通向这个病人内心的道路。这些看似愚蠢的做法，在翁瑞雅和我所写的前几本书中都可以找到许多例子。

心在还未尝过无限的喜乐之前，总是欲想着更多的喜乐，总是想象着，希望用其他的心情来取代此刻的心情，却很少了解到，在最大的满足中也有不满足的心情漂浮在其中。

我们的朋友渥薇·盖维(Wavy Gravy)常常自愿扮演神的愚者，到儿童癌症病房去陪伴生病的孩子。他总是穿着小丑的服装，一个大大的红鼻子和一把巨大的塑胶剪刀，用尖锐的声音朝孩子们大叫："我要把你们手术伤口上的缝线剪断！！"孩子们就大笑着请他靠近。渥薇坐在孩子们的床边，抚摸他们，倾听他们，当孩子哭的时候，他陪着他们，吞下孩子们的悲伤。他用踢踏舞鞋尖敲出最轻柔的音乐，抚慰着生命，他不和任何人比较，他只做他自己和上帝的愚者。

耶稣说你不需扭曲你的脸以便了解上帝。但有许多热心追求灵修的人，都由于害怕输给别人，总觉得做得不够反而束缚了他们的进步。他们很用力地想要放轻松，但这股努力的力量却使心门关得更紧。事实上，我们要做的是努力"轻松地放下"，在轻松地放下中才有喜乐。

你享受过放下的过程吗？

灵修一定要好玩。阿尔道斯·赫胥黎(Aldous Huxley)建议在成长过程中要有百分之十的荒唐。还有，请不要把这个百分之十看得太严肃。有一位工作坊的学员，在听到这个说法的时候，问我："是最多百分之十还是最少百分之十？"我无法回答这个问题，因为它总是不断地在改变。

荒唐、有趣、好玩和温柔仁慈是这很严肃的愈合工作中不可或缺的要件。游戏、好玩使身体放松，并且让心中的喉结打开。它让我们想起来要唱自己的歌，并且要快乐地唱，还要在精神成长的园地中跳舞，不要太紧张、太严肃。

做自己的愚者，走你自己的道路，不要重复别人的轨迹。信任你自己的眼光。做你自己的明灯。

拥抱忧伤

76   愿这是你最后一个生日
——一个意识的实验
May This Be Your Last Birthday:
An Experiment in Consciousness

那天是我的生日，也是新学员刚刚结束生平第一次长时期冥想练习的日子。在休息时间我回到房间，在枕边看到老师给我的一张生日贺卡，上面写着："愿这是你最后一个生日！"我有些困惑，然后自言自语地说："哦! 这个冥想练习还真不容易哩!"后来我才明白，老师送我的是一个祝福而不是诅咒，它提醒我，肉身之外还有一个尚未出生也永不死亡的真实自然的存在。

每一次生日，我们都庆贺肉体的诞生。当我们说："我今年二十五岁"，说的是"我是"，我认同我这个身体，而身体是害怕死亡的。这是一个错误的认同。

"我"庆祝这身体和生日。但是"是"，却庆贺那个生生不息的最初的本性。

不要亲自去过下一个生日，忘掉一年，超越这个小皮囊去享受当下的生命。

当我们开始庆贺这个真实体，我们就不必再次吹灭蛋糕上的蜡烛,不必将希望寄托在未来,而是脚踏实地在日常生活中,在当下将头脑里分崩离析、闪烁飘忽不定的念头集合成为单一的光明,它会让心燃烧起来,也让头脑变得更清醒。

也就是这一股亮光,带着我们去探索我们未出生之前的存在,并使我们死后继续存活着。这股光亮就是存在本身。

"我"吹熄蜡烛。"是"(Am—ness)即呼吸。而爱则是呼吸中的呼吸。

轻柔地,亲爱的,轻柔地。虽然死亡已来临。没有沉重,没有不祥也不必强调。没有修辞声,没有颤音,也不必刻意模仿耶稣、歌德或小耐儿(译注:狄更斯小说《老古玩店》中的主角)之死。当然,更没有神学,也没有玄学。只有单单纯纯死亡这个事实和单单纯纯这道光亮的事实。

——A·赫胥黎

77 意识清醒地死
Conscious Dying

我在研究意识清醒地死这件事上所得到的第一个领悟,是在前面许多篇章中一再提出的建议:保持对死亡开放、承认和放下的态度。死亡是"就这么多"一再重复的发生。

意识清醒地死,我的第二个领悟是:我们不是这个身体。

最后一个领悟则是:我们单单纯纯只是认知的本身,短暂地假装"在成长中创造"而已。

"意识清醒地死"这个课程虽短,但做起来却很艰辛。它不会比出生那一刻更长。我们要向出生前的阵痛开放,接受第一口气,也接受最后一口气。在意识清醒中死亡,单纯地只是清醒地过一生的结束,没有什么不同。

我们有一个身体,但身体不是我们。就好像你有一件大衣,但它不是你一样。冬天,当我们用得着它的时候,我们珍爱它。可是春天到了,不再需要它的时候,会将它收在柜子里或送去清洗。身体也一样,当我们要继续在智慧和爱的旅途上行走时,我们需要这个身体,我们不会把它撕成碎片也不会指责它、嫌弃它。

本书在这一点上,提供了某些特殊的觉知练习,让我们捕捉或感觉到头脑及身体之外所隐藏的更深层的巨大空间,让心清醒地深入认知本身,也延伸了存在的意识。这些觉知练习,为意识清醒地活和死作了理想的准备。我们最终会意识到原来死和生是一体之两面,是同一件事。

因为我们太相信死亡只是一个幻觉,所以我们应该了解一旦我们想以某人为师,认定自己应该如何正确地死亡,则"意识清醒地死"这个高层次的观念也会变成另一个更大的陷阱。只要有一丝丝想要捉住下一刻的企图心出现,任何事情,包括"向上帝走去"这个理想都会变成意识清醒地死的阻碍。

当我们听到禅师、圣人或某些我们想象的有显著成就的人平静地接受死亡时,常羡慕他拥有我们所以为的那超过我们的福分。事实上,死亡和任何吸引内心注意的事情一样,可以将我们内在最美好的一面引导出来。我们曾经看过许多濒临死亡边缘的人,超越了大恐惧,与死亡的过程合而为一,意识清醒地接受了死亡。在生命最后的几个月中,他们好像经历了"道成肉身"(incarnations)的领悟,对过去他们几乎是用生命去完成的工作更加深了许多了解。他们不再身心分裂,也不是那"意识清醒地死"的人。他们几乎就是空间中的"空"和光中之"光"。

78 死亡冥想的介绍

Introduction to Dying Meditation

华德·怀特曼(Walt Whitman)写道:"死与任何人的假设都不同,它要更幸运一些。"当然,也比较简单。

虽然接受临近生命的终点确实相当困难、痛苦和令人迷惑。但是结束这个"游戏的末梢",却有很多不同的因子。

死亡是生命延伸的一个过程。它是所有集合在一起的物质一层又一层渐进式的释放。这些物质就是古老神圣经典中提到的地、水、火、风这四种元素作为表征的整合治愈的方法。死亡的层次就是从固体步入空无的层次,在这个过程中的每一阶层都是一个更大生命的延伸。

死亡的第一个阶段,在你吸了最后一口气之后,地的元素,也就是身体的固态体验的存在就开始消逝。观察这个过程的人第一个接收到的光景是:死者完全固定不动,身体那给人坚不可摧的感觉已不复存在。不过这只是表象,而不是死亡的内在体验。死者的内在其实正在感受不被坚固外物束缚的自由。有人说，这种内在体验有点像将穿太夹脚的鞋子脱下来时一样的舒适感。

当固体在消散时，痛苦已不复存在，水这个流质的成分展露它自己的习性，并且创造一个逐渐游移和飘逸的感觉。

当这股游移的生命力不被局限在固态的身体中，死者会逐渐体验到一种完全的平静，甚至是一种喜乐。

在这股内在的游移感中，我们会感到自己像一片海洋，而不再是一个石头。

不过相反的，在满心伤悲的亲人眼中，死者外在所有征象在此阶段已完全停止。注视躺在床上已逝的所爱之人，我们会看到他的背部因为循环停止，血液集中在一处不流动而变得紫红。

也许，就死亡的过程来看，死者并不孤独。因为，的确，死亡是一个人从身心分裂状态逐渐回归宇宙的动作，这正好与寂寞走着相反的道路。死亡的每一个阶段都叫人感到正在朝向一个更大的存在空间奔去。回家的感觉是不寂寞的。

值得注意的是，此刻我们虽然哀叹着和外在的联结越来越微弱，但内在却体验着和自己越来越多的结合，而且是用深深的感激之情去回应这个结合。很显然，外在这个躯壳的性质和有认知的灵体这个内在之光是截然不同的。

当水这个成分又消逝在火的成分中时，火会使身体温热，并且"燃烧各种感觉"，现在这个内在的体验很像夏天太阳照射下的柏油马路中闪烁发散出来的微光。这个火的成分不是火焰，而是当火熄灭后仍留下米的光辉。是的，跟随这种渐进式的扩张感觉和闪闪发亮的空气中的光辉而逐渐增加的平静感，让我们体验到一种安详。

从外面看起来热分子的分解过程就是身体逐渐地冷却。如果你有机会在所爱的人死后，将手放在死者的胸膛上，你会注意到心脏附近的热度比身体其他部位高些，也存留得久些。

而内在的体验则是一个漂游的能量出现，感到越来越宽广的空间,越来越没有边界的空间。身心越来越整合,并且与宇宙合一。从有限跨越到无限。

你可以想象这几个阶段的内在体验,其实是一种释放和轻松的延伸感。长久以来一直存在着的要保护这个身体的恐惧,也终于在看清楚这个保护的责任之后消失了。热元素消逝在风的元素中。于是我们直接体验到存在的轻松,以及从呼吸中释放出来的气中之气。

现在风这个元素占据着所有的空间,我们会体验到自己就是这股气,自己也消失在空中,朝自由漂去,而头脑跟身体也自由了。它们都只是个人历史的累积,是过去的一个时刻,它已经消逝在无限宽广的当下了。

从外面看起来,这个阶段中僵硬没有生命的躯体已因生命力的丧失而变得苍白毫无血色。但是,外表的僵硬掩盖了内在的自如轻松。

接下来,一般人会相信所有的元素都消逝在意识中了。这个阶段就是许多神圣的经典所描绘的伟大之光。死者直接体验到"所有各种不同的念头"其实只是整全合一的心中的每一个不同的观念而已。

在这里我们必须提到的是,所有濒死经验故事中描述的曾经脱离躯体由上空俯瞰,并且更进一步接近伟大之光的人,很少真正了解他们经历的光圈其实就是他们的真实本性。伟大之光就是你自己。它是我们原本散落四方、分崩离析的意识集中回归到单一的发光点,就好像是冬天四散的阳光,透过放大镜的聚光点,变成一道灼烧寒冷世界的火焰。

死后虽然遇见了自己,但也很少真正认识到自己的伟大和无限。所以现在到底有什么新鲜事要做?卡比尔说:"现在所发现的,其实老早就已经被发现了。"太阳底下并无新事,我们现在所发现的光,早就在那里了。只是我们一直错认为佛陀、耶稣、圣母玛丽亚或其他圣人之光才是光。这又是一个错误的认同,我们把自己看得太渺小。当耶稣说："我是光"，他指的是"我是"这个纯粹的存在，即光的本身。它不排斥任何人，也不排斥任何东西。万物皆佛，人人都是光。

一个冰块在温暖的房间中融化的过程，可以巧妙地拿来观察死亡各个阶段的融化。它最初的样子看起来很坚固，它的边缘也成为一个形状，它的硬度、坚固的外表都是首先被注意的焦点。

接着它开始融化，边缘开始失去了棱角，液态成分超过了坚硬度，开始变成一滩水。这一滩水也只是过程的一部分。当液体状态摊在桌上，室温加热了水温，热的成分开始变化，水开始蒸发，现在水的液态成分转变为气态成分，成为气体了。最后，就是这个气体形式均衡地充满了整个房间。

非常清楚，H_2O 这个水的最原始成分一点儿也没有改变，只是由于自然的变化，在形式上它有了改变。本质永远不变，只有附着在本质上的外在形式有所变化。

特别是当你生病或年老时，想象一下，这样的变化过程是多么神奇而美妙。你感觉到释放出一股轻松的力量，从肉体的痛苦中得到解脱。感觉一种无边界的液体状态正溶解在空中。接着更大的无形的空又将已溶解的气体吸收。光亮消逝在光亮之中。再也没有恼人的问题了，实实在在的解脱感已经到来。再想象接近伟大的光，感知着自己的神性，明白这个光就是我们自己的伟大本性。想象解脱的感觉和全然的喜乐。想象自己已经准备好接受自己的巨大力量和美，再也不像过去一样找借口推诿责任，而是全心全意地接纳所有的变化。不再分裂，不再分裂，这是一个多么美妙的愈合！

也许是因为垂死者在他生命即将终结的时候，他的注意力比平时提高了十到十五倍以上，才使得许多有濒死经验的人有如此非凡开放的胸襟和轻松的想法，使得平常的光照非常不平凡地集中在死亡这件事上，这个单一焦点使得认知力大增。我们不必改变光照的本质，只要单纯地去体验专注的本性。难怪临死之时是如此平静。平静是注意力集中的副产品。整个过程是如此自然，如此肯定生命。

是的，《生死之歌》这一本书就是根据这个调查而写成的。如果我们有兴趣超越自己所希望的"我是谁"这个局限，开始自我探索，探索一直存在的"我是"这个奇迹，我们介绍的这些冥想方法应该很有帮助。

当我们将死亡放在心上，生活就变得更清晰，也更可以有所作为。面对死亡，最大的收获就是"吸引我们注意力"的能力会加深。要想生机盎然、心灵合一地活着的艺术就是集中注意力的艺术。认知本身使我们得到自由，而不是被觉察之物使我们得到自由。如果我们能够即使只有一刹那全然体验完全的存在，我们就会发现我们一直在找寻的东西就在眼前。如果我们注意死亡，好像注意吐司面包从烤面包机里跳出来那一刻一样的专心，我们就可以更快得到自由。

我们介绍的这些冥想方法，很广泛地被垂死的人以及帮助亲人准备迎接死亡的人接受和应用。但更重要的是，这些冥想除了为死亡作准备之外，它们更让我们把注意力放在生命本身上。放下最后一分钟的欲求和执着，向下一分钟开放就是意识清醒地死亡。

从某种程度上看，我们这样谈论死亡其实有一种乐趣。因为我们所想象的死亡只发生在肉体上，它威胁的只是我们最表层的存在。将注意力集中在死亡上，正好是使我们活得更有生气的有效的方法。注意力和认知所在之处，就是我们生命所在之地。

只要我们全心全意地活着，我们就超越了死亡，进入了连死亡也漂浮在其中的广袤的空间中，就好像进入一个没有围墙、没有门窗、没有一个人的房间内。好像从一个梦中醒来，发现我们从来没有睡过（这个睡眠也是梦的一部分）。全心全意地活着使我们超越创造及破坏。我们既不是舞者也不是那个舞蹈，更不是提供跳舞场所的土地。不是音乐，也不是土地和舞蹈之间的电子或空间；也不是有关它们的概念；也不是你或它们的想法；也不是了解了这个认识之后的感觉；也不是到目前为止一直在驱使你的那个"未知"。你明白你不可能知道你是谁，你只可能就是它。

当我们找到了生命力的本身——"存在"，我们就超越了生死轮回，超越了意识有限的理解力，而与心中无限宽广的直觉合而为一。存在永远不会死亡，死亡的只是短暂的外表形式，所有生存之物必死，而死只是生命形态的改变而已。

79 死亡冥想导引的注释

A Note on a Guided Meditation on Dying

　　在你开始这个冥想之前,打量一下你自己的房子,看一看你喜欢在哪里死去。你要一间一间走进去,看一看屋内的组合和布置,感觉一下在房间中的那个地方,如何死去会最符合你自己的理想。然后你就走到这个理想位置上,用一个既严肃又游戏的心情坐下来,用这个冥想去体验死亡。

　　接下来,当你与冥想合一,任何一个地方都是你理想的死亡之处。

80 死亡冥想导引

A Guided Meditation on Dying

（缓缓地念给一位朋友听，或默念给自己听。）

找一个舒适的地方坐下，闭上眼睛。

将注意力集中在知觉上。感觉你坐着的身体。

让身体平静下来。

集中到身体里面的知觉上。

注意身体这个实际的存在。

感觉身体的坚硬性。感觉它的重量，感觉一下地心引力是如何将它往下拉。

接受这个坚硬的真实体。

感受头置放在颈上的重量。感觉一下颈部的肌肉组织、它的力量和肌肉的厚度。

感觉肩膀上的长骨骼和支撑两臂重量的厚骨腔。

感觉身体两侧手臂的重量。感觉沉重的双手。

感觉整个躯干，感觉它的重量。感觉这个有形的如陶土般的身体。

感觉你所生活在其中的这个沉重的身体。

注意这个坚硬、结实与沉重如土的成分。

注意屁股沉入坐垫或椅子的重量，注意脚踩在地板上的地心引力。

注意地心引力如何吸引这个土做的身体。

在这个坚硬的身体中，各种不同的感觉升起。震动、热或冷、粗糙或平滑、软或硬各种不同的感觉。

感觉它们在体内升起。

认识这个感觉明灭不定的部位。

不要捉住任何感觉，当它们从驻扎的这个身体内升起时，单纯地接受就好。

接受在双腿上的感觉，接受它们的紧张和沉重感。感觉身体的坚硬。

探索这个生命力的容器。

当知觉升起及消逝的时候，去探索那种生命力。

当你注意着这些感觉，也注意它们如何从这个坚硬的身体中升起，如何被体内一个更细微的存在接受，在这个沉重的肉身里更细微地存在。

在这个坚硬的肉身内，有一个认知体，一个轻的、散发光亮的体通过外面有形的肉身也体验着听、看、尝、触和嗅。

感觉认知体，这个内在体、这个轻体，它舒舒服服地伏卧在沉重的肉身中，接受着体验——透过听、看、尝、嗅和触摸，它正在体验。

感觉体内那个轻些的体。这个认知体透过所有的感官去体验所有的存在。听到声音时，它可以辨识它，它在音乐中得到欢愉。看到东西时，它体验到各种景象而且辨识伟大的美。吃东西时，它体验到食物，它知道那就是生命。

进入这个认知体。

用这个轻体、这个认知体去观察每一次呼吸如何经过鼻孔，然后转化成被体验到的感觉。

注意每一次呼吸如何联结这个沉重的肉身和这个内在的轻体。每一次呼吸都在支撑着内在的轻体。

每一个呼吸都让生命和认知停留在土做的器皿中。

观察轻的身体接受着这个沉重的肉身。

在每一次呼吸中，去感觉沉重体和轻体间的接触。感觉一下，每一次呼吸如何维持内在轻体的完全平衡。

当气进来、感觉升起时，将外在的身体和内在的身体用呼吸联结起来。每一次呼吸都是如此宝贵。每一口气都维持着内外体的联结，让生命就这么停驻在身体内。

感觉一下呼吸如何联结这个坚硬的身体和轻体。

体验每一次呼吸。

每一口气都只有认知和知觉。体验这个巧妙的平衡，每一次呼吸，以及知觉和认知本身的平衡。

将每一次呼吸都看作是最后一次呼吸。

体验每一次呼气，当作再也没有吸另一口气的机会了。

每一次呼吸都是最后一次，都是肉身的最后一口气。

让气进来，让气出去。

最后一口气离开了沉重的肉身，将身体留在后面。

每一次呼吸结束，沉重的肉身和轻的身体就连接起来。

最后一口气，生命结束了。

每次都是最后一口气。

放下，不要抓住这最后一口气不放。

让每一口气都走开，永远地、永久地走开，不要等待下一口气。

跟着最后一口气离开，不要执着。让你自己死去。让轻体自由地漂浮。

让你自己死去。

现在就放下。

温柔地、温柔地全部放下。让它自由地漂浮。让你自己死去。

将身体留下来,跟着亮光进入发光的空间。

进去,让你自己在那个空间里死去。

呼吸消失了。每一种思维都消逝在空间里。不要抓住它们不放,放下这一次,放下一切。放下恐惧,放下期盼。敞开心扉,迎向未知。

让你自己死去。迎接死亡。不执着于任何东西。所有都已过去。在这一刻温柔地死去。

莫执着,让你自己死去。

放下你的名字,放下你的脸庞,放下你的名声。自由地向无限的空中飘去。

将身躯留下来。向广阔无边的存在空间移过去。

光亮消逝在光亮中。只有广袤的发光的空间存在。放下一切。让慈悲降临你身,让你自己自由地遨游在空中。

和空结合。空间在空间中消逝。光亮消逝在光亮中。

宽广、无边无际、空,一直延展到空中。

如此无限的平静。

消逝。消逝。边际正在溶解。广袤发光的空间,消逝在空中。

微微发光的云彩消逝在天际。云彩消逝在空中,消散着,溶解着,融入到了空中。

放下一切进入空中。什么也不执着。让你的心和你自己伟大的生命之火结合。

消融。发射进入空中。与光融合。消逝在发光的空中。

放下一切进入光中。在这无限的光亮中,有一切你一直在寻找的东西,消逝在这伟大的心中。

完完全全放下,在光中温柔地死去。

飘浮在无限的空中。

放下你所知的一切,放下你所不知的一切。所有你所知的都已老去。所有的思想都是旧思想,无需执着。

"只有死亡这个单纯的事实和清晰的光亮这个事实。"

只有光进入光。

空中有空。

无内也无外。只有"是"。无边际的存在在无止境的空中。

消逝在它里面。身体无意识地自由地飘浮在它里面。和无边界的空合并。

空延伸到了空中,消逝在空中,在无边无际中飘浮。

平静,慈悲,空。

从无垠的空的远方,现在有一些东西在靠近了。它是生命的第一口气。

注意这第一口从远方靠近的呼吸。感觉它进入身体。

每一次呼吸都是第一次呼吸。

每一个吸气都是生命的第一口气。

每一口气都是全新的。

每一口气都将我们重新带回身体。

再吸一口气,重新带回身体。再吸一口气,我们要被服侍,也要服侍他人。

要学习;要教授;要照顾,也被照顾。

认知就是意识,再一次回到身体中。

纯粹的认知再一次进驻纯粹的身体。

出生。再一次在身体中出生。

每一次呼吸都是第一次呼吸。

再一次出生,将慈悲和愈合带给这个伤痕累累的世界。

出生是为了世间有情众生。出生是为了愈合。

这个轻的光亮体再一次使沉重的肉身跃动起来。

每一口气都联结着内外体,并且让这个光亮的轻体留驻在它短暂的交通工具内。

再一次,这个光亮的轻体变成一件愈合的衣裳,可以活动,可以完成未完成的治疗。

愿慈悲降临,我们再一次出生,带着平静和仁慈出生。

将愈合带给我们的痛苦和所有受伤的有情众生,哪怕是最后一根小草。

生来学习,生来存在。

每一口气都如此宝贵,让我们多停留一刻。向我们与生俱来的愈合许诺。

生来接受教诲。生来接受慈悲。

愿天下苍生都知道他们所拥有的伟大的本性。愿天下苍生都脱离苦难。

温柔地睁开双眼。

看看四周。你就在这里。

81 度亡冥想介绍

Introduction to Death Transition Meditation

下面这个导引性冥想是从《西藏度亡经》(The Tibetan Book of the Dead)和其他类似的经文中得来的灵感,这个练习不会提供"将来会如何"的承诺,它只提供一个有价值的"探索的脚本"而已。有些人使用这个冥想来帮助自己作死亡的准备,有的人则用此练习帮助别人为死亡作准备。越来越多的人为死去的亲人念诵这个冥想。

我们的建议是,不只为濒死者或已逝去的亲人念诵这个冥想,最好在冥想中将这些字句都内化成为自己的一部分。如此,从这个练习所提供的支持就不再是源自理性,而是源自深受感动的内心深处。

理性和体验都集中在心里的时候,这个导引将带我们通过没有标记和界限不清的地域。

当你既严肃又轻松地做这个冥想练习时,要记住这不是死亡的面貌——这只是在一个类似死亡的情境中所做的冥想。事实上,这是直接的体验,而不是观念或文字上的反应。你必须自己去体验它。要真正地放下,而不只是"想"放下而已。这个冥想就是这样一个放下的练习,而正念是这个练习中最完美的准备。

让这些冥想变成你自己的,所以当别人需要你陪伴的时候,这些冥想会自己出现,不必再经过思考。让它从你的心中流出,从你的直觉和爱出发。唯有如此,你所爱的人才可能带着你的怜悯和鼓励找到他们自己的道路。

如果你打算为刚死的朋友做这个冥想,我们建议在他刚去世时,将已成为你自己一部分的冥想的前面几段文字郑重地重复念诵给他听,而且只要你感觉恰当,在接下来的几天中,你都可以和他继续分享这些出自你内心深处的言语。是的,如果你信任自己的直觉,这个冥想中的某些章节你可能会希望一再重复它,甚至于一天中要重复好几次,你会觉得它们非常有效。它们会让你单纯地停留在爱的接触中,在宁静中和需要的人分享心的联结。

让你的注意力从心底出发,集中在那个人的解脱上。只有心的能量才能将这个冥想引领向需要的人。不要逐段、逐句照本宣科,导引是心感觉到适当时的反刍。不要只是读它,要大声地提醒自己,和别人分享你在冥想中的发现,分享那些能将心扉打开并且放下执着的方法。当你感觉到某种冥想对某个人特别有效时,你自己可以扩大并且沿用这个冥想。把心作为与更加深刻的爱联结的媒介,相信每个人的本性。

82 度亡冥想导引

A Guided Death Transition Meditation

（非常缓慢地念给一位朋友听，或默念给自己听。）

想象你的身体再也没有一点儿力量，也无力保持跟生命力以及身体内认知的联结。现在，想象你正在开始身体消逝的过程。慢慢地，地的成分开始溶解，坚硬的感觉在崩逝，它消融在水元素中，变成一股流动的力量，无形的状态出现了。水分子正消逝着，消逝在火元素中，再也分辨不出身体上的任何感觉了，这些感觉也融化了，只留下一个空间，它们在身体之外消失了，将那个沉重的肉身留下来。它们消逝在意识之中。只有空间在空中飘浮。

我的朋友，现在请听，因为死亡已经来到。所以温柔地、温柔地放下，放下抓着你不放的东西。放下所有将使你与这宝贵的一刻分开的执着，你要明白现在是度亡的时刻了。打开它，进入它里面。

当头脑和身体分开的时候，体认一下这个头脑里不停改变的体验，身体正消逝着。

消逝在纯粹的亮光中。你的本性之光笼罩着你。

亲爱的朋友，你自己这股源自本性的亮光，此刻正从得到解脱的沉重肉身中显露出来。进入这个明亮的光芒中，带着虔敬和怜悯的心去接近它。把你投向它，让你变成本来的你。

我的朋友，打开心胸，停留在这个存在的空中，不要抓住它，只要敞开自我。让事情以它本来的样子存在，不要有一丝想要干扰它的企图心。不要逃避任何事情，也不要抓住任何东西。

进入你本来的真实中，它在你面前闪耀着光辉，一个伟大的亮光。在存在中休息。知道那就是它，在你面前发亮的光就是你的真实本性。

我的朋友，此刻在你的意识中，只有纯粹的发出光亮的空。源自意识中的存在的本质在前面照耀着你，怜悯和爱，鲜明而夺目。

这也是从耶稣的心中发散出来的光芒。它也是佛陀的光。这才是不可分离的发光体和伟大之光的空虚形体。莫执着，让它进入无限的空中。消逝在你本性的光中。

放下，温柔地、温柔地放下，连一丝丝的力量都不用。在你的面前，本性之光照耀着你。没有生，也没有死。这光从未出生，也永不死亡，它永远存在于生命之光中。这是你的真实体的扩散，这是初生者眼前所看到的永恒的光芒。体认它，它是永恒之光。

放下头脑里所有迷惑以及困扰思绪、使生命愚钝的想法。放下所有执着，进入你面前的那个没有分别心的光芒中。其实你一直都是现在你面前显露出来的光。

温柔地向它走去。放下恐惧和慌张。不要逃离你伟大的真实本性。现在是你得自由的时刻。

朋友，仔细聆听，因为当你穿越度亡的时刻，听到这些字句会使你从过去执着的痛苦中得到解脱。

刚刚过去的这一世中，你紧紧抓住以为是最珍贵的，却也是身心分裂的幻想，造成了你的迷惑，现在这个度亡的时刻，是你从这些迷惑中解脱的时候了。

不要分心，仔细聆听，因为死亡已经发生。你并不是孤独地离开这个世界，这是每个人的必经之路。放下你刚才留下的身体，你不能停留。是的，努力地想要再回到这一世，只会使你徘徊在慌张和困惑中，被头脑中的旧幻想羁绊，制造出不真实的恐慌，被迷惑所困。打开大门，迎接真实，相信你伟大的本性。

我的朋友，如果光亮减退，渐渐消失；如果你开始觉得有些软弱昏沉无力，就看一看还有什么欲望抓住你不放。注意它，放下它。将它释放到这个开放的冥想过程中。将注意力再转回你面前伟大的亮光，这是在习惯的束缚将我们分割为各种不同表相、思想和不同偏好之前，真实存在的白色光芒。这是整合的统一之光，是万事万物的基础本性。

回归本性，放下长久以来将你和它分开的一切思想、表相和个人偏好。这道光芒反射出的就是真实本性。

看一看欲望如何粉碎整合统一的本性，将我们带入长期分裂而恐惧的情境之中，也体验着头脑中长久存在的成千上万个看似美丽却可怕的幻象，放下此刻，不再困惑，也不要慌张。

仔细看一看旧头脑里空洞的投射和欲望，以及思慕之情的发散是否仍然横亘在你与光之间。

现在，向这个充满惊喜的时刻靠拢，不要抓住过去你所熟悉的头脑里的任何平和或苦难不放。让你慈悲地放下所有扯你后腿的抗拒。

现在对什么也不要执着，让自己融入伟大的本性之光，消逝在真实的存在中。

现在你已和光合而为一，你就是那个得到解脱的喜乐之光。所以，从已经静止的心中去观察所有在你面前升起又消逝的各种面相，不执着，不留恋，不后悔，不抗拒。

继续向前进。让所有在你面前升起的事物也在你面前消失。

仔细地观察每个景象。记住每一个景象，表面上看起来很坚硬，好像存在于你的身体之外，其实它们都只是旧头脑里的投射而已，只是虚空的阴影，是头脑中的幻想一生累积的成果。

不要让任何事物分散你的注意力。不要让任何东西阻碍你和本性之光合一。

我的朋友，不要让头脑和身体分散，这个老习惯，会使长久以来一直占据我们头脑的恐惧再度凝聚成一股强光，它会使你退却，使你想要从这股美妙的本性亮光中脱离。

放下长久以来的渴求和恐惧。让心引导你朝你面前存在的本性亮光而去，体认它，与它合一。

一个惊奇的声音可能从光亮之处升起，像雷声或是火车的轰隆声。这是你源自本性的伟大声音。

你不再有肉身了，现在你的真实体、认知体、亮光体从肉身的误解中解脱了，自由地飘浮着。这个发光的认知体现在完全体认到，思考原来只是身外之物而已。仔细观看无意识的动向，它一生都在蒙蔽你的心，他就是那指挥和驱策着你，制造你这一生中愉快、恐惧和痛苦的王国。

清楚你自己就是那个纯洁无边际的认知，就是真实的存在。相信这个真实，放下任何束缚它的东西。

你再也没有血肉之躯了，没有声音、颜色、明暗或任何物质的东西可以伤害你。在肉身上，过去你所害怕的事物都不能再伤害你了。是的，你不可能死，因为那个所谓的死亡已在你的肉身上发生。现在你是在生与生间的王国自由飘浮。

在超越生死的国度中，放下所有担心身体受伤害的旧恐惧。虽然肉身已经静止了，但旧的头脑仍然害怕死亡接近。注意这种想法，它是一种幻觉。

旧的恐惧、旧的束缚，让它们去吧！放下旧的执着，走入本性的光中，体验不再执着的开放和爱。对什么也不执着。

消逝在那个好像来自耶稣的心、佛陀的慈眉和圣母玛利丽张开的手掌的亮光中去吧！进入光中，避开人为想象的真实，直接进入发光的真实本身。避开看起来最美或最可怕的物质，以及它们的反射物，避开假象。

体认到所有的声音和光明都是头脑的投射，把它们看成是闪烁的火花，它们的形状、外表都是亘古不定的无常，只是短暂的存有，它们来了又去，并不坚硬也不真实。不要害怕，要像飞蛾扑火一般投入你伟大的存在之中，那个在你面前闪闪发光的存在。

我的朋友，如果你害怕或退却了，你可能会继续迷惑，将本性本体分裂成许多复杂的分子，并害怕看到你自己的伟大本性。

如果你还被你面前撩过的性欲影像所惑，如果你还渴求人间的欢愉，你可能会被朦胧的光线带入这些欲望所制造出的阴影中，而忘却你自己本性的伟大亮光。

随着时间的流逝，如果你感觉到有愤怒或攻击的想法升起，并且企图误导你向阴影投去，你要认清它们就是你得到解脱的障碍。注意它们让人紧张和令人苦恼的特性，把它们当作是暂时遮蔽住阳光的乌云。穿越它们，直接和太阳合二为一。

温柔地满怀怜悯，记住愤怒和攻击的感觉是将心抽离本性之光的力量。温柔地放下所有遮挡无限存在的障碍。

要知道所有的思想、所有的影像和所有的感觉全部都是来自头脑的投射。

放下这些错误的认同，放下旧的模式和迷信，回来和真实的你合一。向整合的存在张开双臂，拥抱它。所有你看见的一切，全部都是头脑里的投射。让这些融化在一体之中，变成一切的本质。感受你自己已超越思想的形式，超越形式本身，也不再执着于旧的快乐或痛苦，不再对它们上瘾。让头脑里的投射离开，安息在光中。

小心旧欲望的力量，它们会把你带向无意识的再生。相信心对真理的热爱。

当你穿越这个光明的国度时，要保持警觉，也许它和你想象的景象完全不同。你就是认知的本质。

体认你自己意识中每一刻出现的认知，体会每一刻闪现的意识。

如果你被旧的思想、老朋友们的影像或各种感觉将你拉回过去的情境中，你要知道所有这一切全部都是头脑里的束缚玩的花样。你要超越这种束缚的爱，无条件地爱你自己，和你自己那伟大的心灵之光合而为一。

随着时间的流逝，如果你感觉到被什么拉着要再投胎，要小心选择那看起来比较适当的。这个新的出生激励着你在死后发现真实。所以你必须再一次唤醒你存在的本质，不要不知不觉、轻率地被扔到人间，再一次无意识地出生。要保持清醒和敏锐。让你的心被它自己那伟大的怜悯之光引导。要耐心地和心在一起。

我的朋友，你看，现在连死亡都是暂时的。你这个人或者说认知本身并不依赖大或小的肉身而存在，也不依赖生命或死亡而存在。

让你自己在最高的层次休息，既不要活动也不要关心什么，从自我分裂和恐惧中解脱出来。在永恒不死的你的伟大本性中休息，从批判中解脱，从忘了整合本性的二元对立中解脱，最终得到自由。你要进入存在本质的空间中，消逝在你自己无限光明的真实本性的空中。

注意任何恐惧的出现，它企图控制出生，也会制造分娩时痛苦的收缩。抓住这个美好的机会，在无垠的空中飘浮。你对真实本性的热爱会带着你出生。

我的朋友，自从你离开你的肉身以来，已经好几天了。现在你已了解事实的真相，继续往前走，在无垠的最原始的本性中，休息片刻，你会了解你始终被怜悯和爱引导着。你是一切的根本。你就是光。

当我尝试从《西藏度亡经》的各种不同译本,特别是怡吉炎腾格巴(Chogyam Trun— gpa)和费蒙德尔(Freemantle)的译文中创造出合宜的导引式冥想时,虽然有些内容和方法我不能理解。但是,我也知道"真理"就在不远处,我想到了西藏的耶喜喇嘛(Lama Yeshe),这位同道的得道高僧,也是心胸宽大的同修,他为我的疑点提供了许多有价值的回复。我们俩常常在研讨过程中笑得死去活来。

这个冥想就是献给他的,谢谢他对原文的解释,并为我提供了许多帮助和诚心的鼓励。

拥抱忧伤

最后的注释

After note

思索生命离开躯体后到底会发生何事，我们多半倾向于相信接下来要发生的除了"真实"以外，再也没有别的东西。死后的光和它可以发散出的光芒定义着整合的我们。但无论如何要记得，我们所谈论的是借着身体——那个有形体的存在——让我们完成愈合，完成无分别心、无条件的本性学习过程，到达我们一直在寻觅的最伟大、最远大的真我的部分，它是永远不会受害也不可能被伤，不生也不灭的浩瀚无边的存在。这就是那个空，在其间所有生、老、病、死的幻梦不断上演，直到"心不再欲求更多"，并且与出自本性的"啊"结合在一起才会停止下来。

出生在被苦撕裂的世界，需要和自己相遇，找回本性，我们不可能遗漏如此重要的功课。我们生来是要学习在地狱中保持觉醒，将心敞开，达成慈悲和智慧。我们要记住这个不断循环的生死轮回，记住我们寄居的各式躯体及各样世界，它们只是相对地发生在肉体与心理的教条框架中而已。我们生来就会发现比最细微的有形体更伟大的存在。这就是我们生来寻求的愈合。我们为此而活着。

图书在版编目(CIP)数据

拥抱忧伤 / (美)拉维著;徐慎恕,立绪文化编辑部译.
—贵阳:贵州人民出版社,2010.3
(人心与情绪丛书)
ISBN 978-7-221-08879-6

Ⅰ.拥… Ⅱ.①拉… ②徐… Ⅲ.①精神疗法—通俗读
物 Ⅳ.①R749.055-49

中国版本图书馆 CIP 数据核字(2010)第 030650 号

责任编辑:杨建国
封面设计:韩 捷
Title of the original edition:
Author : Stephen Levine
Title:Guided Meditations, Explorations and Healings
Copyright © 1991 by Stephen Levine
All rights reserved.

拥 抱 忧 伤

作 者:(美)拉维 译 者:徐慎恕 立绪文化编辑部
校 译:梁永春
出版发行:贵州出版集团公司
贵州人民出版社
(贵阳市中华北路 289 号)
邮 编:550001
电子邮箱:guojian57@sina.com
经 销:新华书店
印 刷:中国电影出版社印刷厂
开 本:1/16 640×960mm
印 张:18.75
字 数:140 千字
版 次:2010 年 4 月第 1 版 2010 年 4 月第 1 次印刷
书 号:ISBN 978-7-221-08879-6
定 价:28.00 元